# ALACSONY NÁTRIUMÚ RECEPTEK 2022

## 100 EGYSZERŰ ÉS GYORS ÉTEL AZ EGÉSZSÉGEDÉRT

HILDA BUDAI

## Minden jog fenntartva.

### Jogi nyilatkozat

A benne található információk célja, hogy átfogó stratégiákat gyűjtsenek össze, amelyekről az e-könyv szerzője kutatásokat végzett. Az összefoglalók, stratégiák, tippek és trükkök csak a szerző ajánlásai, és ennek az e-könyvnek az olvasása nem garantálja, hogy az eredmények pontosan tükrözik a szerző eredményeit. Az e-könyv szerzője minden ésszerű erőfeszítést megtett annak érdekében, hogy aktuális és pontos információkat nyújtson az e-könyv olvasói számára. A szerző és munkatársai nem vállalnak felelősséget az esetlegesen feltárt nem szándékos hibákért vagy hiányosságokért. Az e-könyvben található anyagok tartalmazhatnak harmadik féltől származó információkat. A harmadik felek anyagai tulajdonosaik véleményét tartalmazzák. Mint ilyen, az e-könyv szerzője nem vállal felelősséget harmadik felek anyagaiért vagy véleményéért.

Az e-könyv szerzői joga © 2022, minden jog fenntartva. Tilos ennek az e-könyvnek egészben vagy részben történő újraterjesztése, másolása vagy származékos munka létrehozása. A jelentés egyetlen része sem reprodukálható vagy továbbítható semmilyen formában, bármilyen formában a szerző kifejezett és aláírt engedélye nélkül.

BEVEZETÉS.................................................................................................7

REGGELIT................................................................................................10

   1. RISE AND SHINE FRUIT SMOOTHIE..........................................................10
   2. NAGYON BOGYÓS REGGELI PARFÉ.........................................................12
   3. CSERESZNYE-MANDULÁS GRANOLA.......................................................14
   4. KRÉMES EPRES ZABPEHELY....................................................................16
   5. CITROMOS-ÁFONYÁS MUFFIN.................................................................18
   6. ALMÁS MUFFIN FAHÉJJAL.......................................................................20
   7. JUHAROS-FAHÉJAS ZABPELYHES PALACSINTA.........................................22
   8. SVÁJCI MÁNGOLD ÉS QUINOA FRITTATA.................................................24
   9. FŰSZERES SÜLT TOJÁS KECSKESAJTTAL...................................................26
   10. FOKHAGYMÁS GOMBÁS ÉS SAJTOS OMLETT...........................................28

NAGYSZEREK ÉS ELŐÉTELEK..................................................................30

   11. CITROMOS-BORSOS PATTOGATOTT KUKORICA PARMEZÁNNAL..................30
   12. CURRY-LIME FÖLDIMOGYORÓ................................................................32
   13. ROZMARINGOS ÉDESBURGONYA CHIPS.................................................34
   14. JALAPEÑO-CILANTRO HUMMUS.............................................................36
   15. FRISS FOKHAGYMÁS ÉS FŰSZERNÖVÉNYES JOGHURTOS MÁRTOGATÓS........38
   16. ÉDES BORSÓ ÉS RICOTTA PIRÍTÓS.........................................................40
   17. PARADICSOMOS ÉS SZALONNÁS KENYÉRCSAVAR....................................42
   18. RÁKHÚSOS QUESADILLÁK....................................................................44
   19. FAGYASZTOTT JOGHURT-BOGYÓ GOMBOK............................................46
   20. CSOKOLÁDÉ CSERESZNYE GRANOLA SZELETEK......................................48

DESSZERTEK..........................................................................................50

   21. CSERESZNYE ROPOGÓS.......................................................................50
   22. RÁGÓS ALMAHOLDAK..........................................................................52
   23. CUKORBETEG ÉS ALACSONY NÁTRIUMTARTALMÚ SÜTEMÉNY...................54
   24. KRÉMES ÍRÓ-CITROM SZORBET.............................................................56
   25. BARNA CUKOR-PEKÁNDIÓ FAGYLALT....................................................58
   26. RUBINVÖRÖS BUGGYANTOTT KÖRTE....................................................60
   27. ŐSZIBARACK-ÁFONYÁS ROPOGÓS........................................................62
   28. CITROMOS HABCSÓK RÉTEGES TORTA..................................................64
   29. CSOKOLÁDÉ KRÉMES PITE...................................................................66

30. Csokoládé-mázas kókuszszeletek...................................................68
31. Cseresznye-mandulás Biscotti........................................................70
32. Zabpehely – csokis keksz.................................................................72
33. Alacsony nátriumtartalmú kukorica kenyér pite.........................74
34. Csokoládé szufla torta....................................................................76
35. Pásztorpulyka pite...........................................................................78
36. Selymes kakaós krém......................................................................80
37. Édesburgonya és alma.....................................................................82
38. Sütőkeverék, alacsony nátriumtartalommal................................84

## FŐÉTELEK .......................................................................................... 86

39. Alacsony nátriumtartalmú csirkehúsleves...................................86
40. Serpenyőben sült csirkemell..........................................................88
41. Párolt csirke paradicsomszósszal..................................................90
42. Kínai csirke és zöldségkeverék......................................................92
43. Kemencében sült írós csirke..........................................................94
44. Görög pulyka burgerek fetával......................................................96
45. Serpenyőben sült pulykaszelet......................................................98
46. Sült sertés hátszín..........................................................................100
47. Sertésszelet bors kukorica szósszal............................................102
48. Kínai sertéssütés............................................................................104
49. Pan-seared sertésérmek................................................................106
50. Grillezett steak taco friss salsával..............................................109

## FŰSZEREK ÉS SZÓSZOK ............................................................... 111

51. Dupla paradicsomos ketchup......................................................111
52. Édes-fűszeres pirospaprika íz......................................................113
53. Barbecue szósz...............................................................................115
54. Krémes citrom-snidlinges szendvicskrém................................117
55. Bazsalikomos-koriander pesto....................................................119
56. Friss paradicsomos-bazsalikom tésztaszósz.............................121
57. Bolognai szósz................................................................................123
58. Fűszeres földimogyoró szósz......................................................125
59. Friss és csillogó Salsa Verde........................................................127
60. Pörkölt fokhagyma és rozmaring krém....................................129
61. Grillezett laposhal mangó salsával............................................131

62. Sült lazac koriander pestóval................................................133
63. Pekándiós mézes-dijoni lazac................................................135
64. Sült pisztráng koktélparadicsommal........................................137
65. Fish Tacos Chipotle krémmel................................................139
66. Fűszeres grillezett garnéla nyárs............................................141
67. Spagetti sült garnélarákkal.....................................................143
68. Sült tengeri kagyló................................................................145
69. Rák sütemények pirospaprikával Aioli..................................148
70. Romesco szósz.......................................................................150

**LEVESEK, CHILI ÉS PÁRKÁSOK..................................................152**

71. Sült paradicsomleves mentával.............................................152
72. Zöld leves kecskesajttal.........................................................154
73. Currys édesburgonya leves....................................................156
74. Füstös vöröslencse leves........................................................158
75. Krémes brokkolis-sajt leves..................................................160
76. Citromos csirke tészta leves..................................................162
77. Fehér bab és zöld leves.........................................................164
78. Fűszeres csirke-chipotle tortillaleves....................................166
79. Vietnami marhahús tésztaleves.............................................168
80. Cseresznyeparadicsom és kukoricalé....................................170
81. Vegetáriánus Quinoa Chili....................................................172
82. Bouillabaisse.........................................................................174
83. Fehér csirke chili...................................................................176
84. Csirke és garnélarák Gumbo.................................................178
85. Olasz csirkepörkölt articsókkal.............................................180
86. Sertés és almás pörkölt.........................................................182
87. Mexikói sertéspörkölt paradicsommal..................................184
88. Marhahús és vaskos pörkölt.................................................187
89. Kínai stílusú marhahús és zöldség forró edény....................189
90. Marokkói fűszeres bárány Tagine........................................191

**KÖRETEK..........................................................................................193**

91. Citromborsó retekkel............................................................193
92. Fokhagymás kelkáposzta pirospaprikával...........................195
93. Szezámmagos-gyömbéres brokkoli.....................................197

94. Zöldbab Gorgonzolával............................................................199
95. Írós burgonyapüré..................................................................201
96. Rozmaring édesburgonya......................................................203
97. Barna rizs pilaf gyógynövényekkel........................................205
98. Sült polenta svájci mángollal................................................207
99. Teljes kiőrlésű kuszkusz sárgarépával..................................209
100. Quinoa gombával.................................................................211

**KÖVETKEZTETÉS............................................................213**

## BEVEZETÉS

A nátrium fontos ásványi anyag, amely számos alapvető funkciót lát el a szervezetben. Természetesen megtalálható olyan élelmiszerekben, mint a tojás és a zöldségek, és az asztali só (nátrium-klorid) fő összetevője is.

Noha létfontosságú az egészség szempontjából, az étkezési nátrium mennyisége bizonyos körülmények között néha korlátozott. Például az alacsony nátriumtartalmú étrendet általában bizonyos egészségügyi állapotokban, például szívelégtelenségben, magas vérnyomásban és vesebetegségben szenvedőknek írják fel.

Mivel ez az ásványi anyag létfontosságú az élethez, a veséi szigorúan szabályozzák annak szintjét a testnedvek koncentrációja alapján.

A legtöbb elfogyasztott élelmiszerben nátrium található, bár a teljes értékű élelmiszerek, például a zöldségek, gyümölcsök és baromfihús sokkal kisebb mennyiséget tartalmaznak. A növényi alapú élelmiszerek, például a friss termékek általában kevesebb nátriumot tartalmaznak, mint az állati eredetű élelmiszerek, például a hús- és tejtermékek.

A nátrium leginkább a feldolgozott és csomagolt élelmiszerekben, például chipsekben, fagyasztott vacsorákban és gyorsételekben van koncentrálva, ahol a feldolgozás során sót adnak hozzá az íz fokozása érdekében.

Az alacsony nátriumtartalmú étrend általános szabálya, hogy a nátriumbevitelt általában napi 2 gramm alatt tartják.

**Irányelvek és tippek:**

- Sóhelyettesítőként használjon citromlevet.
- Főzzük inkább friss fűszernövényekkel, mint sóval.
- Használjon citrusleveket és olívaolajat fényes, ízletes salátaöntetként.
- Sózzon sózatlan dióféléket, fűszernövények keverékével megszórva.
- Készítsen házi levest fokhagymával és gyömbérrel ízesítve.

- Használjon több friss terméket az étkezésekhez és a harapnivalókhoz.

# REGGELIT

1. Rise and Shine Fruit Smoothie

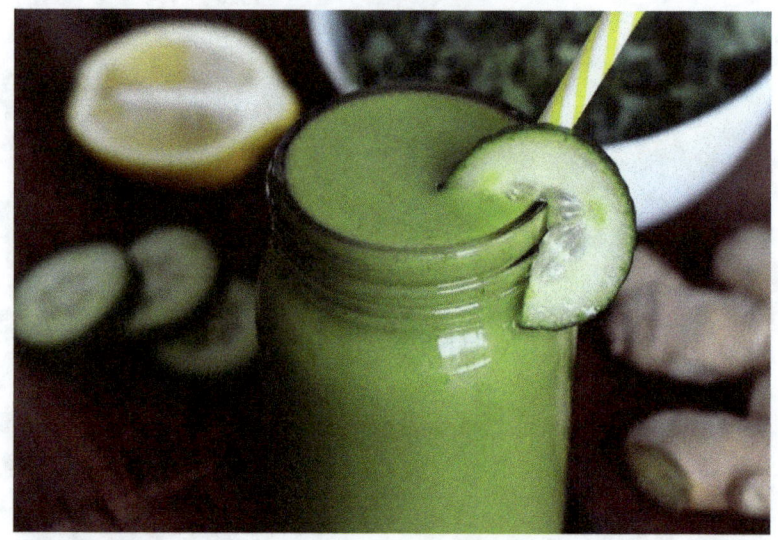

## SZOLGÁLT 1

- 1 csésze fagyasztott vegyes bogyók
- ½ banán
- ½ csésze friss narancslé
- ¼ csésze selymes tofu

1. Keverje össze az összes hozzávalót egy turmixgépben, és dolgozza simára.

2. Öntse a turmixot egy pohárba, és azonnal tálalja, vagy tegye át egy szigetelt utazópohárba. Igya meg egy órán belül.

## 2. Nagyon bogyós reggeli parfé

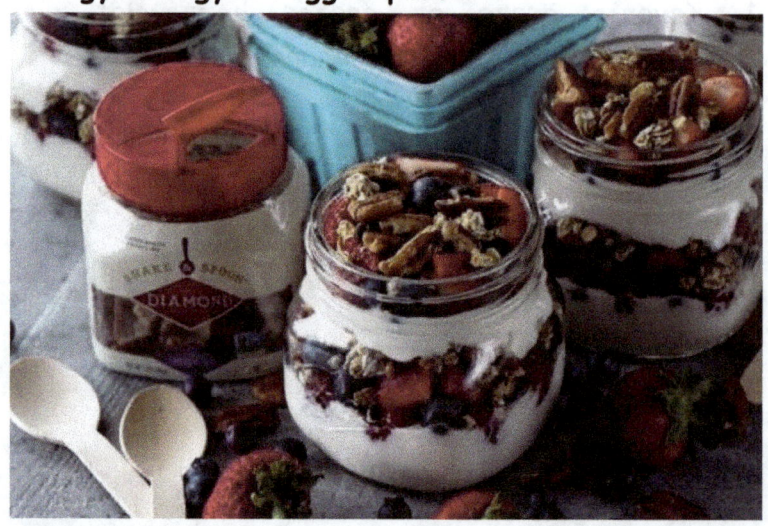

SZOLGÁLT 4

- 1½ csésze alacsony zsírtartalmú natúr joghurt
- 3 evőkanál méz
- 1½ csésze müzli reggeli gabonapehely vagy alacsony nátriumtartalmú, zsírszegény granola
- 1½ csésze vegyes friss bogyós gyümölcsök

1. Tegyen ki 4 parfé poharat, 8 unciás befőttesüveget vagy más 8 unciás poharat.

2. Egy kis keverőtálban keverje össze a joghurtot és a mézet, és keverje jól össze.

3. Minden pohár vagy üveg aljára kanalazzon 2 evőkanál joghurtos keveréket. A tetejére tegyünk 2 evőkanál gabonát, majd 2 evőkanál gyümölcsöt. Addig ismételje, amíg az összes összetevőt fel nem használta.

4. Azonnal tálaljuk, vagy fedjük le és tegyük hűtőbe legfeljebb 2 órára.

## 3. Cseresznye-mandulás granola

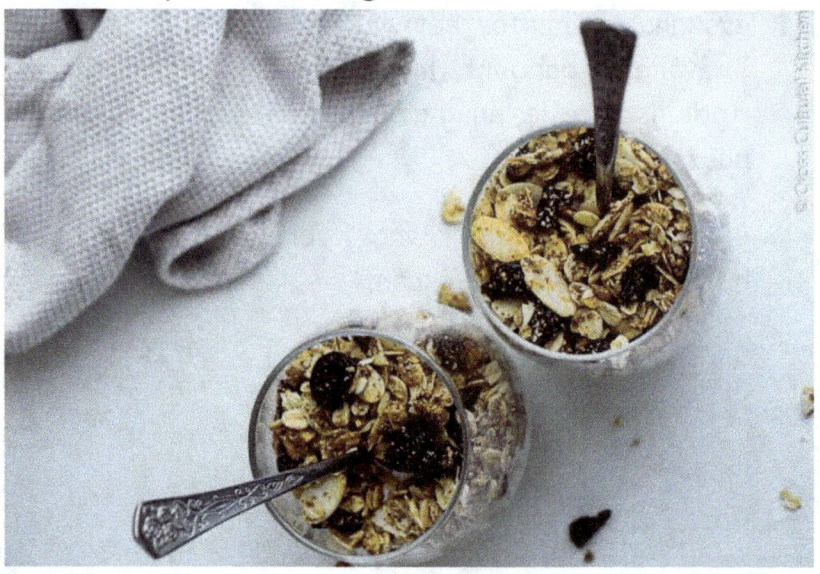

8

- Főző spray
- ⅓ csésze fagyasztott cukrozatlan almalé
- ¼ csésze juharszirup
- 3 evőkanál repceolaj
- 2 evőkanál barna cukor
- 1 teáskanál vanília kivonat
- 2½ csésze régimódi hengerelt zab
- ½ csésze pirított búzacsíra
- ½ csésze szeletelt mandula
- ½ csésze cukrozatlan kókuszreszelék
- 2 evőkanál őrölt lenmag
- ½ csésze apróra vágott szárított cseresznye

1. Egy közepes serpenyőben, közepesen magas lángon keverje össze az almalevet, a juharszirupot, az olajat és a barna cukrot, és időnként megkeverve főzze 3-5 percig, vagy amíg a cukor feloldódik.

2. Egy nagy tálban keverje össze a zabot, a búzacsírát, a mandulát, a kókuszt és a lenmagot. Öntsük a serpenyőből a folyadékot, és keverjük, hogy jól bevonja. A keveréket az előkészített tepsire kenjük.

3. Süssük a granolát a sütőben 15 percig, majd vegyük ki a tepsit a sütőből és keverjük meg a granolát.

4. Tegye vissza a tepsit a sütőbe, elölről hátrafelé forgatva. Süssük még körülbelül 15 percig, többször megkeverve, amíg a granola el nem kezd barnulni.

4. Krémes epres zabpehely

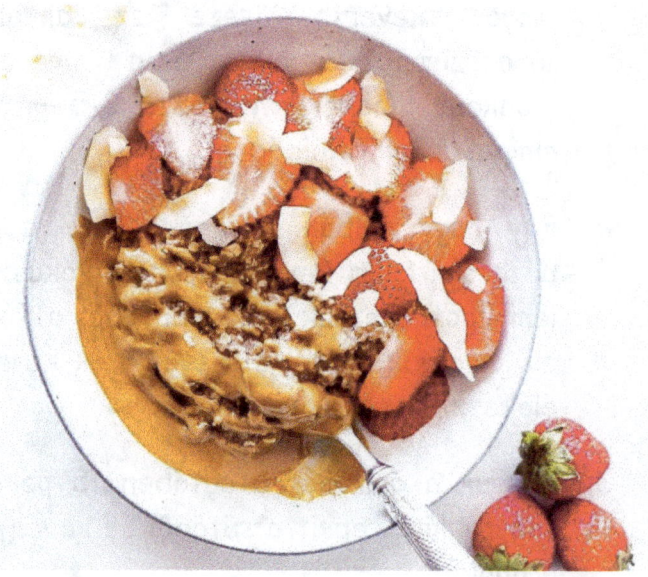

**SZOLGÁLT 1**
- ½ csésze víz
- ¼ csésze alacsony zsírtartalmú tej
- ½ csésze régimódi, gyorsan elkészíthető hengerelt zab
- ½ csésze szeletelt eper
- ¼ csésze zsírmentes görög joghurt
- 1 evőkanál méz

1. Egy kis serpenyőben, közepes lángon, keverje össze a vizet, a tejet és a zabot. Forraljuk fel a keveréket, időnként megkeverve.

2. Ha a keverék felforrt, csökkentse a hőt alacsonyra, és lassú tűzön főzzük 3-5 percig, időnként megkeverve, amíg a zab megpuhul.

3. Vegyük le a tűzről, fedjük le, és hagyjuk állni 3-5 percig.

4. Egy tálba kanalazzuk a zabpelyhet. Keverje hozzá az epret, a joghurtot és a mézet, és azonnal tálalja.

## 5. Citromos-áfonyás Muffin

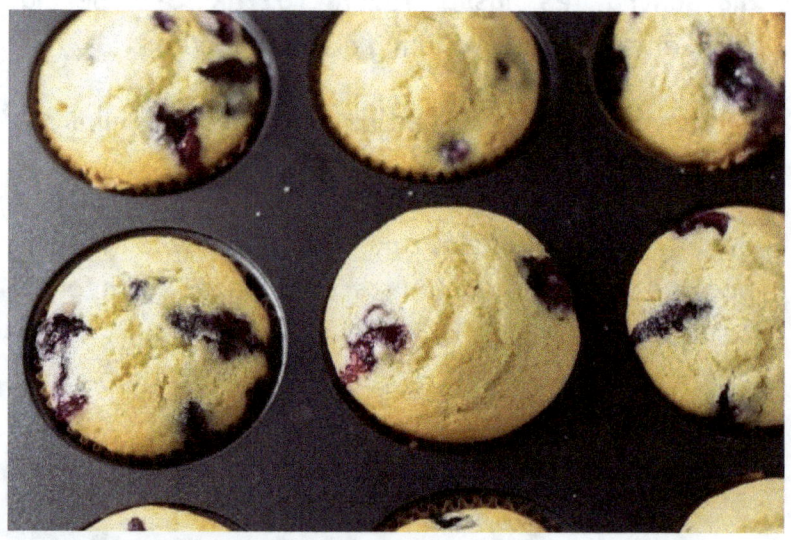

- Főzőpermet (opcionális)
- 1 csésze teljes kiőrlésű liszt
- 1 csésze univerzális liszt
- 2 teáskanál sütőpor
- 1 teáskanál szódabikarbóna
- ½ csésze cukor
- 1 citrom héja
- 1 csésze zsírszegény író
- ⅓ csésze repceolaj
- 1 tojás
- 1 teáskanál vanília kivonat

1. 1½ csésze friss vagy fagyasztott (nem felengedett) áfonya

2. Béleljen ki egy szabványos 12 csészés muffinsütőt papírbéléssel, vagy permetezze be tapadásmentes főzőpermettel.

3. Egy közepes keverőtálban keverjük össze a liszteket, a sütőport és a szódabikarbónát.

4. Helyezze a cukrot egy nagy keverőtálba. A sajtreszelő vagy a Microplane reszelő finom lyukait használva a citrom héját közvetlenül a cukorral együtt a tálba reszeljük. Keverjük össze.

5. Adjuk hozzá az írót, az olajat, a tojást és a vaníliát, majd elektromos mixerrel közepes sebességgel keverjük jól össze.

6. Adja hozzá a száraz hozzávalókat a nedves hozzávalókhoz 2 vagy 3 részletben, és minden hozzáadás után keverje össze. Óvatosan beleforgatjuk az áfonyát.

7. A masszát az előkészített muffinsütőbe kanalazzuk, egyenlő arányban elosztjuk. Sütőben 20-25 percig sütjük.

## 6. Almás Muffin fahéjjal

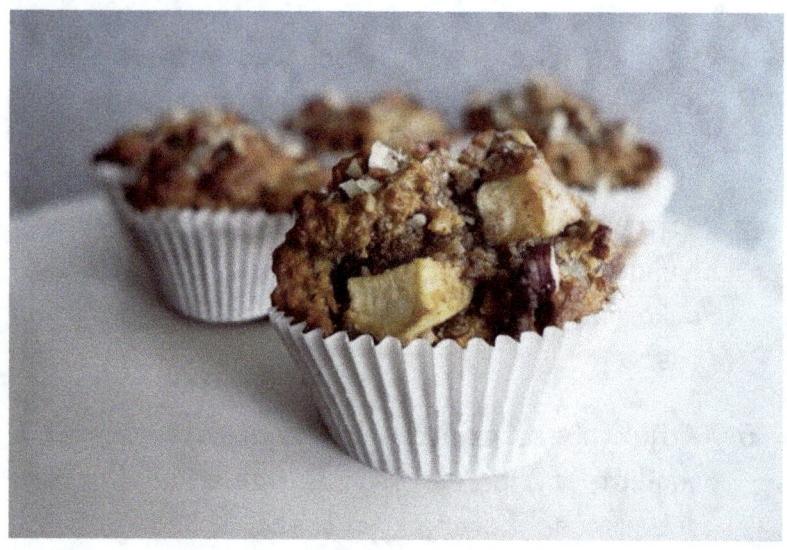

- Főzőpermet (opcionális)
- 1 csésze univerzális liszt
- 1 csésze teljes kiőrlésű tésztaliszt
- 1 teáskanál szódabikarbóna
- ¼ teáskanál őrölt fahéj
- ¾ csésze csomagolt barna cukor
- ¼ csésze repceolaj
- 2 tojás

- 1 csésze cukrozatlan almaszósz
- 1 teáskanál vanília kivonat
- ¾ csésze zsírszegény író
- 1 közepes alma, meghámozva

**A muffin elkészítéséhez:**

a) Egy közepes keverőtálban keverjük össze a liszteket, a szódabikarbónát és a fahéjat. Egy nagy tálban keverjük össze a barna cukrot és az olajat.

b) Egyenként adjuk hozzá a tojásokat, minden hozzáadás után addig keverjük, amíg a tojás bele nem keveredik. Hozzákeverjük az almaszószt és a vaníliát.

c) Adjuk hozzá a lisztkeverék felét és keverjük össze. Adjuk hozzá az író felét és a maradék lisztet, és keverjük újra, amíg össze nem áll. Adjuk hozzá a maradék írót és keverjük össze. Hajtsa bele az almát.

d) A masszát az előkészített muffinsütőbe kanalazzuk, egyenlő arányban elosztva. A tetejére szórjuk a diós öntetet. Sütőben 20-25 percig sütjük.

## 7. Juharos-fahéjas zabpelyhes palacsinta

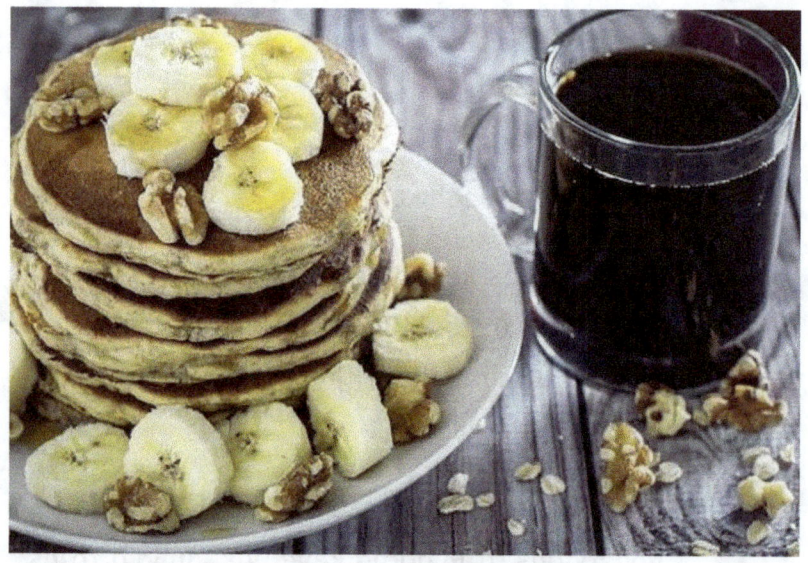

- 1½ csésze régimódi hengerelt zab
- ½ csésze teljes kiőrlésű liszt
- 1 teáskanál őrölt fahéj
- 1 teáskanál sütőpor
- 2 csésze zsírszegény író
- 2 evőkanál juharszirup
- 1 tojás
- Főző spray

1. Egy közepes keverőtálban keverje össze a zabot, a lisztet, a fahéjat és a sütőport.

2. Egy nagy keverőtálban keverje össze az írót, a juharszirupot és a tojást.

3. Adja hozzá a száraz keveréket a nedves keverékhez 2 vagy 3 adagban, minden hozzáadás után alaposan keverje össze. Hagyja állni 10-15 percig, amíg a keverék habos lesz.

4. Permetezzen be egy tapadásmentes serpenyőt főzőpermettel, és melegítse közepes lángon. A tésztát kanalazzuk a serpenyőbe, körülbelül $\frac{1}{4}$ csészével minden palacsintához, és főzzük 2-3 percig, amíg buborékok jelennek meg a felületen. Fordítsa meg, és süsse tovább 1-2 percig, amíg minden palacsinta a másik oldala megpirul.

## 8. Svájci mángold és Quinoa Frittata

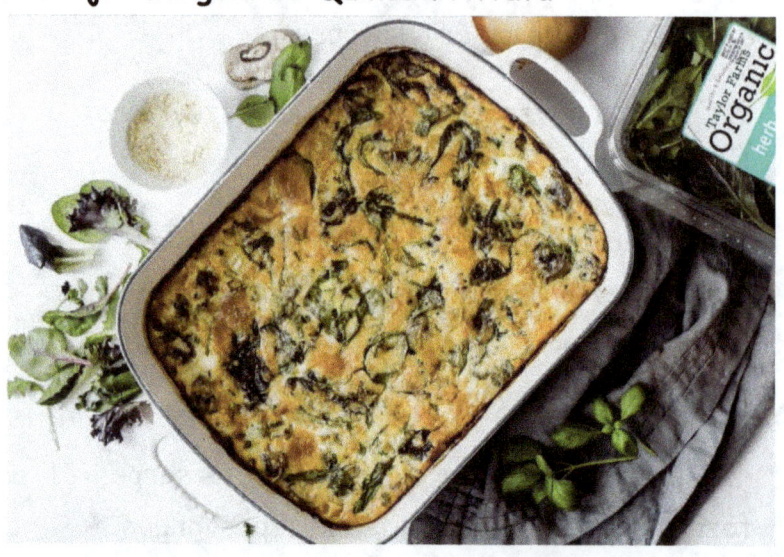

### 6. SZOLGÁLT

- Főző spray
- ⅓csésze fűszerezetlen zsemlemorzsa
- 1 evőkanál olívaolaj
- 1 közepes hagyma, felkockázva
- 2 gerezd fokhagyma, darálva
- 1 font svájci mángoldlevél, kemény középső szár eltávolítva és levelei vékonyra szeletelve
- 1 evőkanál darált friss kakukkfű, vagy 1 teáskanál szárított kakukkfű
- ¼ teáskanál pirospaprika pehely
- 1 csésze quinoa, a csomagolási utasítás szerint főzve (kb. 2 csésze főzve)
- 1 csésze részben sovány ricotta sajt
- ¼ teáskanál frissen őrölt bors

- 2 tojás, enyhén felverve

1. Melegítse elő a sütőt 350°F-ra.

2. Fújjon be egy 8 x 8 hüvelykes sütőedényt főzőpermettel, és vonja be zsemlemorzsával.

3. Melegítse fel az olajat egy nagy serpenyőben közepesen magas lángon. Adjuk hozzá a hagymát és a fokhagymát, és főzzük gyakran kevergetve, amíg megpuhul, körülbelül 5 percig.

4. Adjuk hozzá a mangoldot, és főzzük további 3-4 percig, gyakran kevergetve, amíg a zöldek megfonnyadnak. Belekeverjük a kakukkfüvet és a pirospaprika pelyhet.

5. Vegye le a serpenyőt a tűzről, és tegye át a mángold keveréket egy közepes keverőtálba.

6. Keverje hozzá a főtt quinoát, a sajtot, a borsot és a tojást a mángoldos keverékhez. Öntse a keveréket az előkészített tepsibe, és süssük a sütőben körülbelül 1 órán keresztül, amíg a széle éppen barnulni nem kezd, és a közepe megszilárdul.

7. Hagyja hűlni néhány percig a frittatát, mielőtt négyzetekre vágja. Melegen vagy szobahőmérsékleten tálaljuk.

## 9. Fűszeres sült tojás kecskesajttal

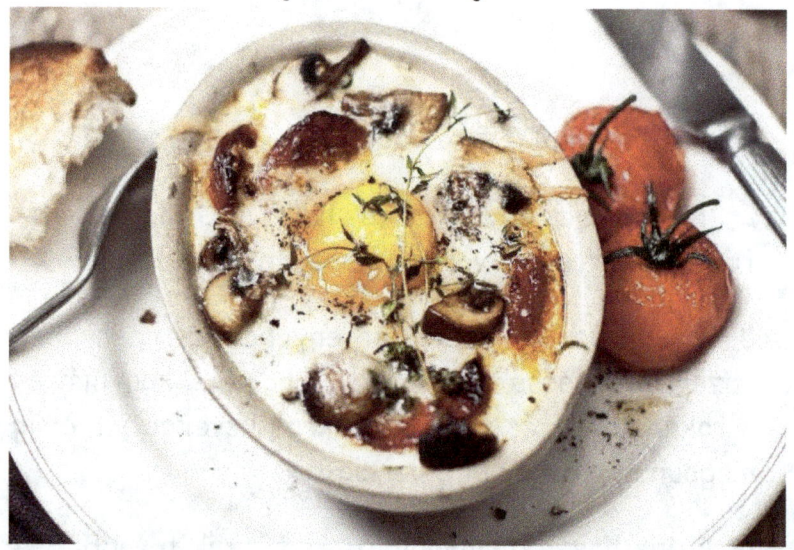

**SZOLGÁLT 4**

- Főző spray
- 10 uncia fagyasztott apróra vágott spenót, felolvasztva és szárazra préselve
- 4 tojás
- ¼ csésze vaskos salsa
- ¼ csésze morzsolt kecskesajt
- Frissen őrölt bors

1. Melegítse elő a sütőt 325°F-ra.

2. Permetezzen be négy 6 unciás ramekint vagy pudingpoharat főzőpermettel.

3. Fedjük be minden ramekin alját spenóttal, egyenlően elosztva. Minden spenótréteg közepén készítsen enyhe bemélyedést.

4. Törj fel egy tojást a spenót tetejére mindegyik ramekinben. Minden tojás tetejére tegyen 1 evőkanál salsát és 1 evőkanál kecskesajtot. Megszórjuk borssal.

5. Tegye a ramekint egy tepsire, és süsse a sütőben kb. 20 percig, amíg a fehérje teljesen megszilárdul, de a sárgája még kissé folyós lesz. Azonnal tálaljuk.

## 10. Fokhagymás gombás és sajtos omlett

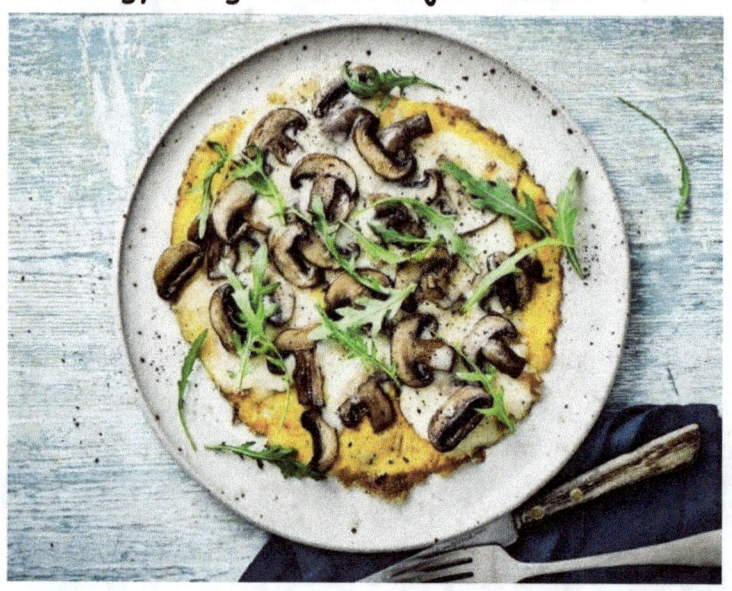

**SZOLGÁLT 1**
- 2 tojás
- 1 teáskanál vizet
- Frissen őrölt bors
- Főző spray
- ½ teáskanál darált fokhagyma
- 4 uncia szeletelt gomb vagy cremini gomba
- 1 uncia aprított alacsony nátriumtartalmú svájci sajt
- 1 teáskanál darált friss petrezselyem

1. Egy kis tálban keverjük össze a tojást, a vizet és a borsot ízlés szerint, amíg jól össze nem áll.

2. Permetezzen be egy kis tapadásmentes serpenyőt főzőpermettel, és melegítse közepes lángon. Adjuk hozzá a fokhagymát és a gombát, és főzzük gyakran kevergetve, amíg a gomba megpuhul, körülbelül 5 percig. Tegye át a gombás keveréket egy tálba.

3. Szükség esetén ismét permetezze be a serpenyőt főzőpermettel, és helyezze közepes lángra. Hozzáadjuk a tojásokat, és addig főzzük, amíg a széle el nem kezd száradni. Spatulával tolja a megkötött tojást a szélétől a közepe felé. Döntse meg a serpenyőt, és hagyja, hogy a főtt tojás szétterüljön a tojás külsején. Addig főzzük, amíg az omlett majdnem megszilárdul.

4. A főtt gombát kanalazzuk az omlettbe, középen lefelé sorban. A tetejére tesszük a sajtot és a petrezselyem felét.

5. Hajtsa rá az omlett egyik oldalát a másik oldal tetejére. Hagyja főni legalább 1 percig, hogy a sajt megolvadjon.

6. Az omlettet tányérra tesszük, és a maradék petrezselyemmel díszítve azonnal tálaljuk.

## NAGYSZEREK ÉS ELŐÉTELEK

11. Citromos-borsos pattogatott kukorica parmezánnal

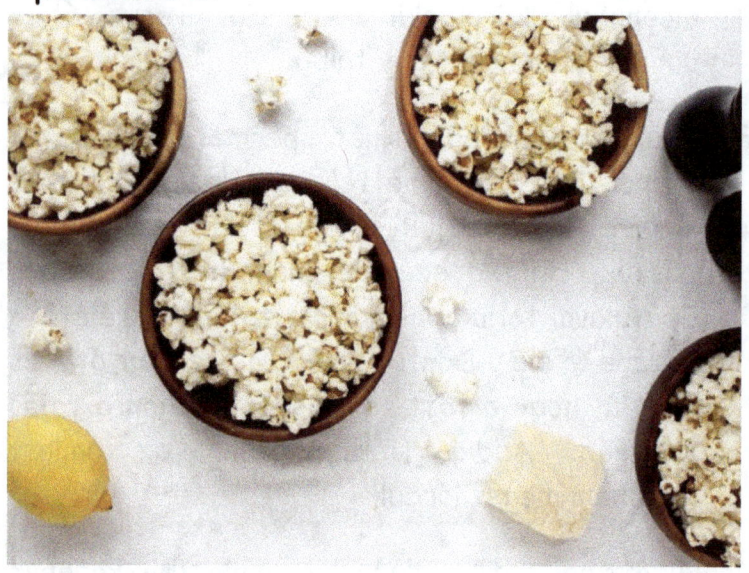

**SZOLGÁLT 4**

- 4 csésze levegőn pattogatott kukorica
- 2 evőkanál reszelt parmezán sajt
- ¾ teáskanál citrombors fűszerezés

1. Egy nagy tálban keverjük össze az összes hozzávalót.

2. Jól átforgatjuk és azonnal tálaljuk.

## 12. Curry-Lime földimogyoró

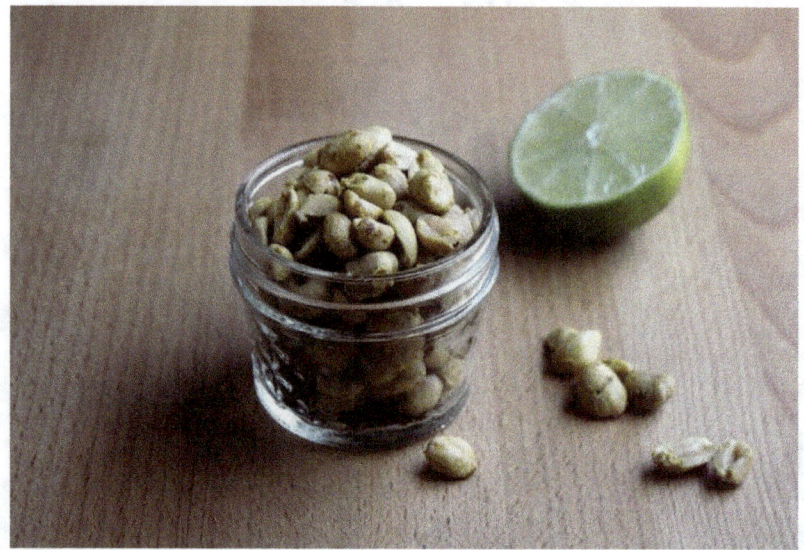

- 2 evőkanál friss limelé
- 2 evőkanál curry por
- ¼ teáskanál cayenne bors (elhagyható)
- 2 csésze sózatlan földimogyoró

1. Melegítse elő a sütőt 250°F-ra.

2. Egy közepes keverőtálban keverje össze a lime levét, a curryport és a cayenne-t, ha használ, addig, amíg jól össze nem keveredik. Adjuk hozzá a földimogyorót, és keverjük bevonni.

3. A földimogyorót egyenletes rétegben terítsük el egy nagy tepsiben.

4. A földimogyorót sütjük a sütőben, időnként megkeverve 45-50 percig, amíg el nem kezd barnulni.

5. Hagyja a földimogyorót teljesen kihűlni fogyasztás előtt; légmentesen záródó edényben szobahőmérsékleten akár 1 hétig is eltarthatók.

## 13. Rozmaringos édesburgonya chips

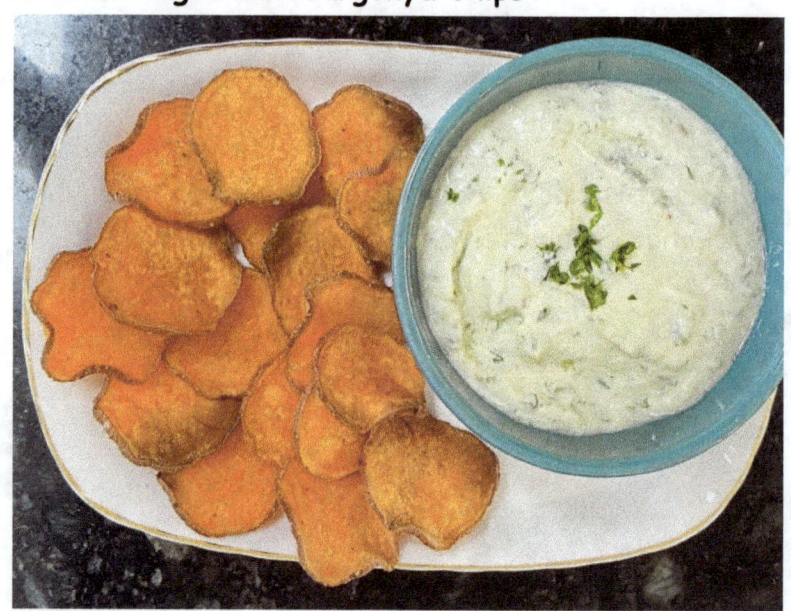

**SZOLGÁLT 2**
- Főző spray
- 1 nagy édesburgonya, meghámozva és vékonyra szeletelve
- 1 teáskanál darált friss rozmaring

1. Melegítse elő a sütőt 400°F-ra.
2. Kenjünk be 2 nagy tepsit főzőpermettel.

3. A burgonyaszeleteket az előkészített tepsire egy rétegben elrendezzük. Fújjuk be főzőspray-vel, és szórjuk meg rozmaringgal.

4. Süssük egy-egy lapot a sütőben körülbelül 15 percig, amíg a chips éppen elkezd barnulni. Tegye át a chipseket egy rácsra hűlni.

5. Azonnal tálaljuk, vagy tároljuk a chipseket légmentesen záródó edényben szobahőmérsékleten, legfeljebb 2 napig.

## 14. Jalapeño-Cilantro Hummus

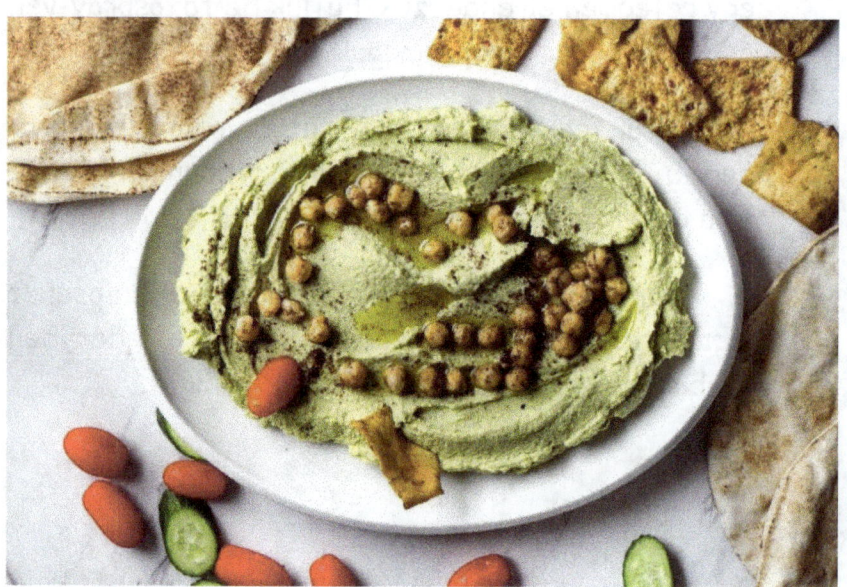

6. SZOLGÁLT

- 1 (15 uncia) konzerv csicseriborsó, lecsepegtetve és leöblítve
- 1 csésze korianderlevél, plusz a díszítéshez
- 2 kis jalapeño kimagozva és durvára vágva
- 1 gerezd fokhagyma
- ¼ csésze friss limelé
- 2 evőkanál tahini (szezámpaszta)
- 1 evőkanál olívaolaj

1. Egy robotgépben pürésítsd simára a csicseriborsót, a koriandert, a jalapenót és a fokhagymát.

2. Hozzáadjuk a lime levét, a tahinit és az olajat, és jól elkeverjük. Ha a keverék túl sűrű, adjunk hozzá vizet, 1 evőkanálnyit, amíg el nem érjük a kívánt állagot.

3. A hummuszt azonnal tálaljuk, további korianderrel díszítve, vagy letakarva tegyük hűtőbe legfeljebb 2 napig.

## 15. Friss fokhagymás és fűszernövényes joghurtos mártogatós

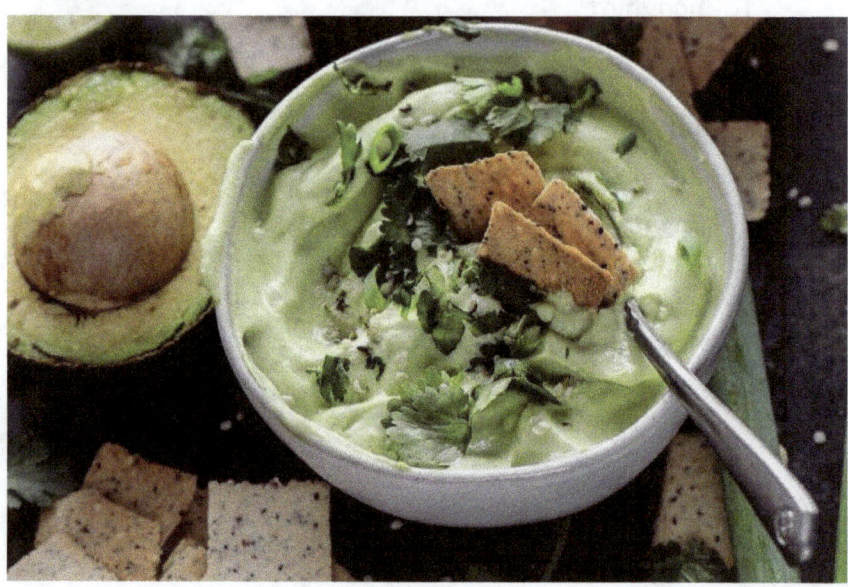

8

- 1 csésze zsírmentes görög joghurt
- ½ csésze reszelt uborka, lecsöpögtetjük és szárazra nyomkodjuk
- 2 evőkanál reszelt sárgahagyma
- 1 evőkanál friss citromlé
- 1 evőkanál darált friss kapor
- 1 evőkanál darált friss menta
- 1 teáskanál darált friss oregánó
- 2 teáskanál méz
- 2 gerezd fokhagyma, darálva

- 1 teáskanál olívaolaj

1. Egy közepes tálban keverje össze az összes hozzávalót. Keverjük jól össze.

2. Fedjük le és tegyük hűtőbe legalább 1 órára, hogy az ízek összeérjenek.

3. A mártogatóst azonnal tálaljuk, vagy legfeljebb 2 napig tároljuk hűtőszekrényben.

## 16. Édes borsó és ricotta pirítós

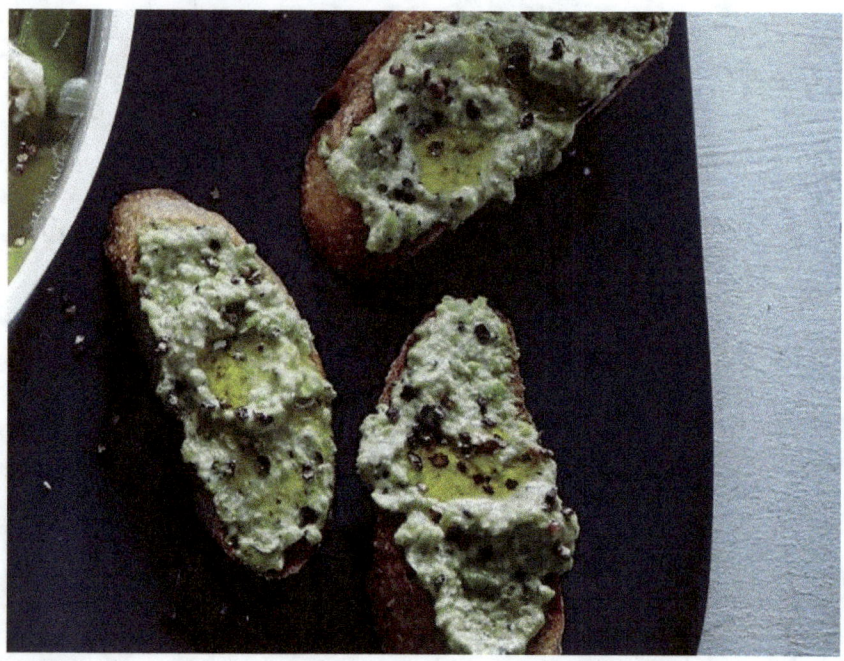

8

- 1½ csésze fagyasztott borsó
- 1 citrom leve
- 1 evőkanál olívaolaj
- ½ csésze apróra vágott friss bazsalikom
- ½ teáskanál frissen őrölt bors
- 24 vékony szelet teljes kiőrlésű bagett
- 1 gerezd fokhagyma, félbevágva
- ¾ csésze részben sovány ricotta sajt

1. a borsót puhára főzzük a csomagolási utasítás szerint. A borsót lecsepegtetjük és hideg vízzel leöblítjük.

2. A főtt borsót, a citromlevet, az olajat, a bazsalikomot és a borsot aprítógépbe tesszük, és simára dolgozzuk.

3. Fújja be a bagettszeleteket főzőspray-vel, és helyezze el őket egy rétegben egy nagy tepsiben. Süssük a bagettszeleteket a sütőben oldalanként 4-5 percig, amíg a kenyér ropogós és aranybarna nem lesz.

4. A bagettszeleteket kivesszük a sütőből, és rácson hagyjuk néhány percig hűlni.

5. A pirítós minden darabját bedörzsöljük a félbevágott fokhagymagerezd vágott oldalával.

6. A pirított bagettszeleteket megkenjük a ricotta sajttal, és a tepsiben elrendezzük. Süssük 1-2 percig, amíg a sajt felmelegszik és buborékolni kezd.

## 17. Paradicsomos és szalonnás kenyércsavar

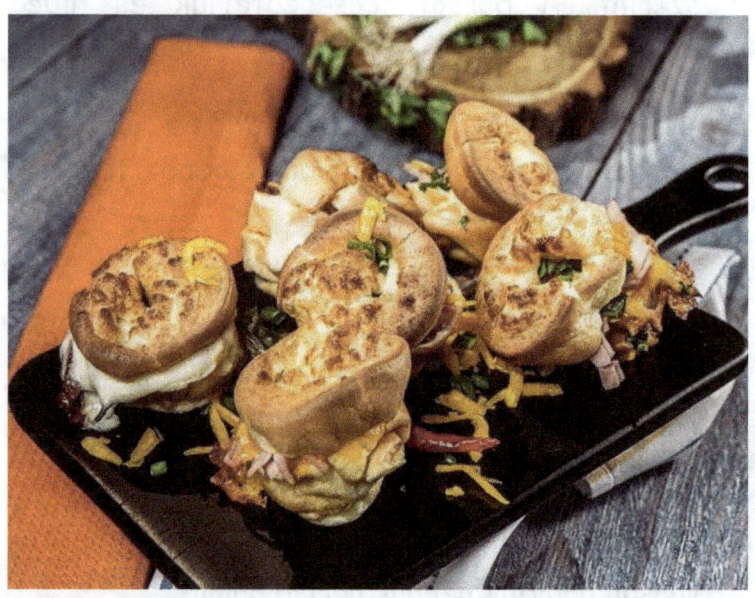

**8 FORDULÁST TESZ**
- 2 evőkanál apróra vágott szárított paradicsom
- ½ csésze univerzális liszt
- ¼ csésze teljes kiőrlésű liszt
- 1 teáskanál alacsony nátriumtartalmú sütőpor
- ¼ teáskanál pirospaprika pehely
- ⅛ teáskanál tartárkrém
- 2½ evőkanál sótlan vaj
- 2 szelet pulyka szalonna, megfőzve és összemorzsolva
- ¼ csésze zsírmentes tej
- 2 evőkanál reszelt parmezán sajt

1. Egy kis tálkában öntsük fel forró vízzel az aszalt paradicsomot, és hagyjuk állni 5 percig, hogy a paradicsom feloldódjon. Lecsepegtetjük, az áztatófolyadékot kiöntjük.

2. Aprítógépben keverjük össze a liszteket, a sütőport, a pirospaprika pelyhet és a tartárkrémet. Adjuk hozzá a vajat és verjük fel, amíg a keverék durva ételhez nem hasonlít. Helyezze át a keveréket egy közepes keverőtálba.

3. Belekeverjük a szalonnát és a paradicsomot. Adjuk hozzá a tejet, és addig keverjük, amíg a tészta összeáll.

4. A tésztát enyhén lisztezett munkalapra borítjuk, és többször átgyúrjuk, amíg sima nem lesz. Nyújtsa ki a tésztát egy 4 x 4 hüvelykes négyzetre.

5. Vágja a négyzetet 4 egyenlő csíkra, majd mindegyik csíkot keresztben félbevágja. Mindegyik csíkot csavarja meg, és tegye egy nagy tepsire.

6. Szórjuk meg a kenyércsavarokat főzőspray-vel, szórjuk meg sajttal, és süssük a sütőben világos aranybarnára, körülbelül 10 perc alatt. Azonnal tálaljuk.

## 18. Rákhúsos Quesadillák

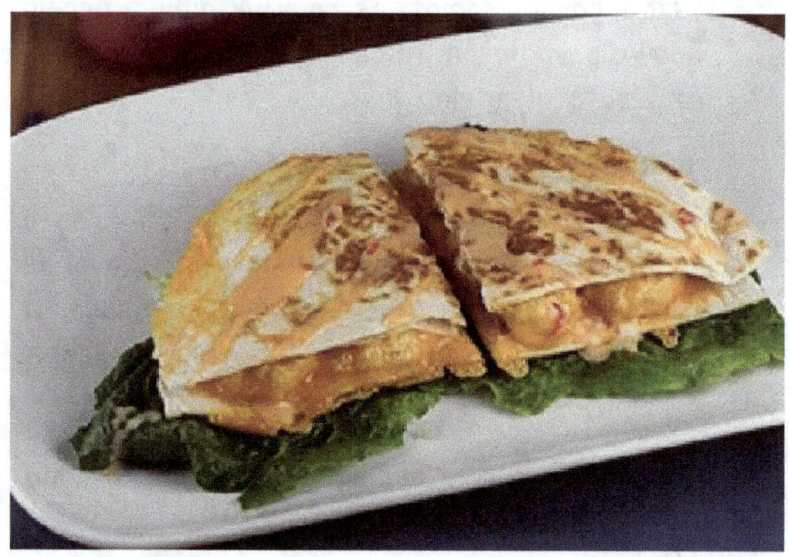

### 6. SZOLGÁLT

- ¾ csésze reszelt alacsony nátriumtartalmú cheddar sajt
- 2 uncia csökkentett zsírtartalmú krémsajt, lágyítva
- 4 zöldhagyma, vékonyra szeletelve
- ½ közepes piros kaliforniai paprika, apróra vágva
- ⅓ csésze apróra vágott koriander
- 1 jalapeño kimagozva és darálva
- 1 teáskanál lime héja
- 1 evőkanál friss limelé
- 8 uncia darabos rákhús

- 4 teljes kiőrlésű lisztből készült tortilla
- Főző spray


1. Egy közepes tálban keverje össze a cheddar sajtot, a krémsajtot, a zöldhagymát, a kaliforniai paprikát, a koriandert, a jalapenót, a lime héját és a lime levét. Hajtsa bele a rákhúst, ügyelve arra, hogy ne törje össze nagyon.

2. A rákhúsos keveréket a tortilla egy-egy felére kenjük, egyenletesen elosztva. Hajtsa fel a tortillákat, hogy félhold alakú legyen.

3. Permetezzen be egy nagy tapadásmentes serpenyőt főzőpermettel, és melegítse közepes lángon. Egyszerre 2 quesadillát süssünk oldalanként körülbelül 3 percig, amíg aranybarna nem lesz, és a töltelék forró lesz.

4. Vegye ki a quesadillákat a serpenyőből, és tartsa melegen, amíg a maradék quesadillát megfőzi.

5. Mindegyik quesadillát 4 szeletre vágjuk, és melegen tálaljuk.

## 19. Fagyasztott joghurt-bogyó gombok

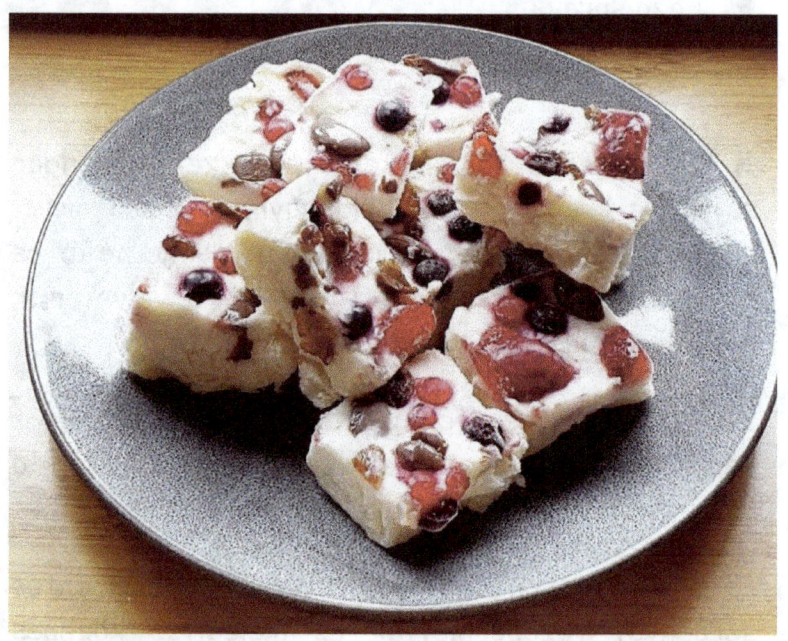

**SZOLGÁLT 1**
- ½ csésze fagyasztott vegyes bogyós gyümölcsök
- 1 csésze zsírmentes natúr görög joghurt
- 1 teáskanál méz

1. Egy tepsit kibélelünk sütőpapírral (ügyeljünk arra, hogy a tepsi beleférjen a fagyasztóba).

2. Konyhai robotgépben vagy turmixgépben pürésítsd a bogyókat. Adjuk hozzá a joghurtot és a mézet, és dolgozzuk simára és jól összekeverjük.

3. A joghurtos-bogyós keveréket $\frac{1}{4}$ teáskanálnyival a sütőpapírra csepegtessük úgy, hogy közben hagyjunk helyet, nehogy szétterüljenek.

4. Helyezze a tepsit a fagyasztóba, és fagyassza le, amíg a cseppek megszilárdulnak, legalább 3 órán keresztül.

5. Azonnal tálaljuk, vagy tegyük a cseppeket egy fagyasztóbiztos, zárható műanyag zacskóba, és fogyasztásig tároljuk.

## 20. Csokoládé cseresznye Granola szeletek

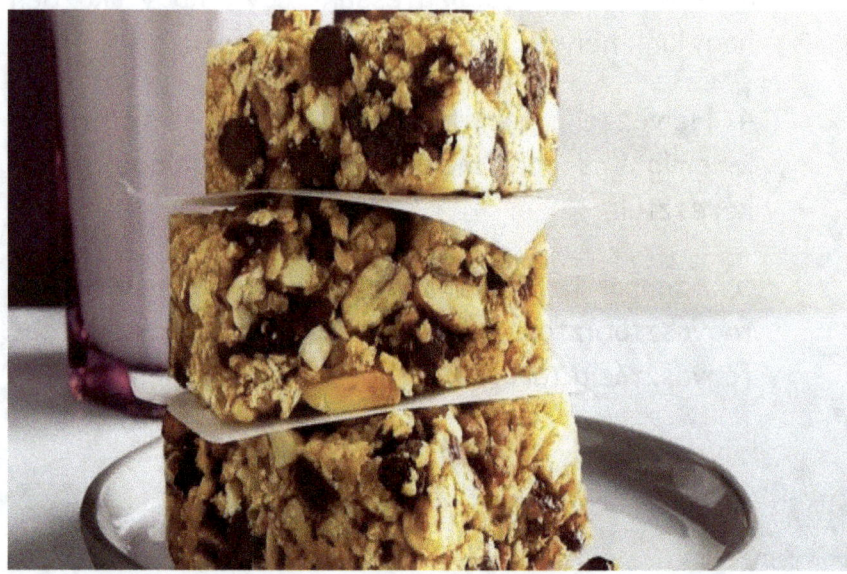

**12 RÚDOT KÉSZÍT**
- Főző spray
- 2 csésze régimódi gyorsfőzésű hengerelt zab
- 1 csésze szeletelt mandula
- ¼ csésze lenmag
- ⅔ csésze méz
- ¼ csésze csomagolt barna cukor
- 3 evőkanál kókuszolaj
- 1½ teáskanál vanília kivonat
- ½ csésze apróra vágott szárított cseresznye
- ½ csésze apróra vágott étcsokoládé

1. Egy nagy keverőtálban keverje össze a zabot és a mandulát, és keverje jól össze. A masszát

kiterítjük egy nagy tepsire, és a sütőben körülbelül 10 percig sütjük, időnként megkeverve, amíg enyhén megpirul.

2. Tegye vissza a keveréket a nagy keverőtálba, és keverje hozzá a lenmagot.

3. Csökkentse a sütő hőmérsékletét 300 °F-ra.

4. Egy kis serpenyőben, közepes lángon keverjük össze a mézet, a barna cukrot és a kókuszolajat, és forraljuk fel. Kevergetve főzzük 1 percig, majd keverjük hozzá a vaníliát.

5. Adja hozzá a mézes keveréket a zab keverékhez a cseresznyével együtt, és jól keverje össze. Belekeverjük a csokoládét.

6. Öntse a keveréket az előkészített tepsibe. A keveréket egyenletes rétegre nyomkodjuk a serpenyőbe. Süssük a granolát a sütőben 25-28 percig, amíg a granola el nem kezd barnulni.

# DESSZERTEK

21. Cseresznye ropogós

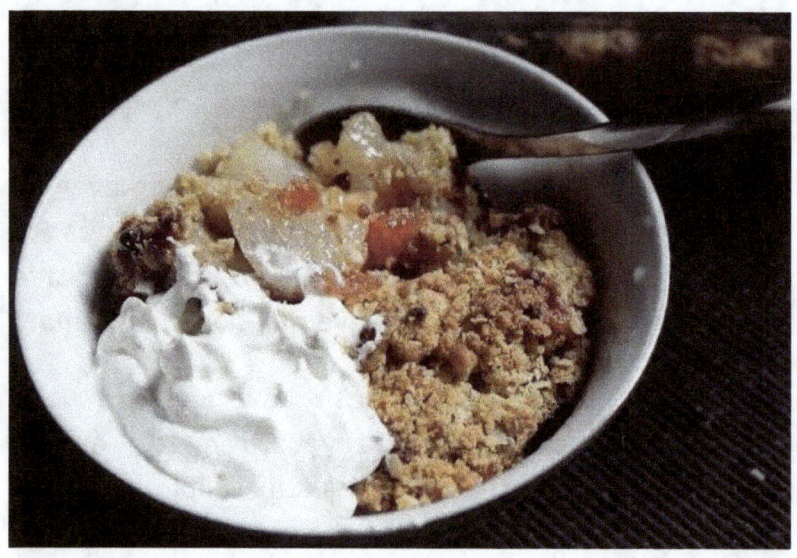

Kitermelés: 6 adag

Hozzávaló

- 16 uncia Lehet vörös savanyú kimagozott
- Cseresznye
- 1½ evőkanál kukoricakeményítő
- ½ csésze gyorsfőzésű hengerelt zab
- 2 evőkanál darált dió

- 4 teáskanál cukor
- $\frac{1}{4}$ teáskanál mandula kivonat
- 1 evőkanál margarin – olvasztott

1. Lecsepegtetjük a cseresznyét, $\frac{3}{4}$ csésze levet lefedve. Keverjen össze kis mennyiségű gyümölcslevet, kukoricakeményítőt és cukrot egy serpenyőben. Keverje hozzá a maradék levet.

2. Mérsékelt lángon, folyamatos kevergetés mellett addig főzzük, amíg besűrűsödik és tiszta lesz. Vegyük le a tűzről. Adjuk hozzá a cseresznyét és kivonjuk. 8 hüvelykes serpenyőben szétterítjük.

3. FELTÉTEL: Melegítsük elő a sütőt 375 F-ra. Keverjük össze a zabot és a diót egy kis tálban.

4. Adjunk hozzá margarint; villával jól összekeverjük. A keverék omlós lesz. Meggyre szórjuk a feltétet. 20 percig sütjük, vagy amíg a teteje megpirul. Melegen vagy hűtve tálaljuk

## 22. Rágós almaholdak

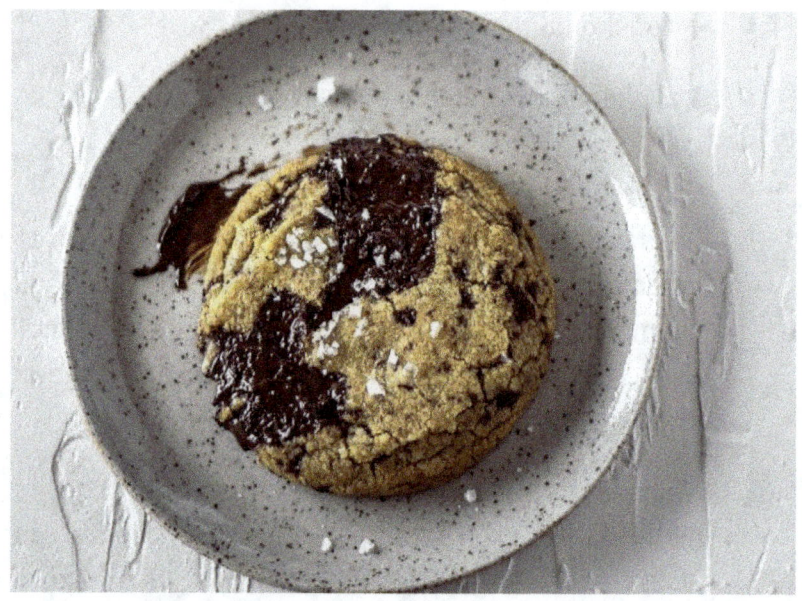

Kitermelés: 18 adag

Hozzávaló

- ¾ csésze lé, alma -- koncentrátum
- ½ csésze alma – szárítva
- 2 tojás
- ¼ csésze vaj – megolvasztva és lehűtve
- 1 teáskanál vanília
- 1¼ csésze liszt

- ½ teáskanál Sütőpor
- ½ teáskanál fahéj – őrölt
- ¼ teáskanál Só
- ⅛ teáskanál Szerecsendió -- őrölt

1. Gyümölcsöt feldarabolni. Keverje össze az almalé-koncentrátumot és az almát; 10 percig állni hagyjuk.

2. Melegítsük elő a sütőt 350-re. Beat tojást közepes tálban. Keverjük össze a koncentrátum keverékkel, a vajjal és a vaníliával. Adjuk hozzá a többi hozzávalót és jól keverjük össze. Csepegtess evőkanálnyi tésztát 2"-os kizsírozott sütilapokra.

3. 10-12 percig sütjük, amíg szilárd és aranybarna nem lesz.

4. Hűvös rácsok. Tárolja szorosan lefedett edényben.

## 23. Cukorbeteg és alacsony nátriumtartalmú sütemény

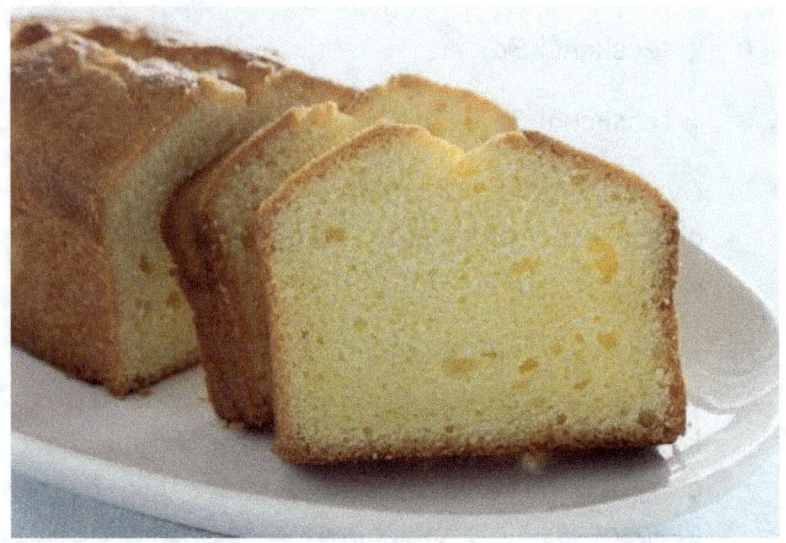

Kitermelés: 4 adag

Hozzávaló

- 1½ csésze zöldségleves
- 2¾ csésze cukor
- 9 tojás
- 1 citrom; Juice of
- 1 teáskanál vanília
- 2 csésze szitált süteményliszt

1. Melegítsük elő a sütőt 300 fokra. Kizsírozzuk és lisztezzük 10 hüvelykes csőformát.

2. A krémet simára rövidítjük. Apránként jól hozzáadjuk a cukrot és a tejszínt.

3. Egyenként hozzáadjuk a tojásokat, mindegyik után jól krémesítjük. Hozzákeverjük a citromlevet és a vaníliát. A süteménylisztet átszitáljuk, és a keverékhez adjuk.

4. Öntsük a keveréket csőtepsibe. Süssük másfél órán keresztül, vagy amíg a tesztek elkészülnek.

## 24. Krémes író-citrom szorbet

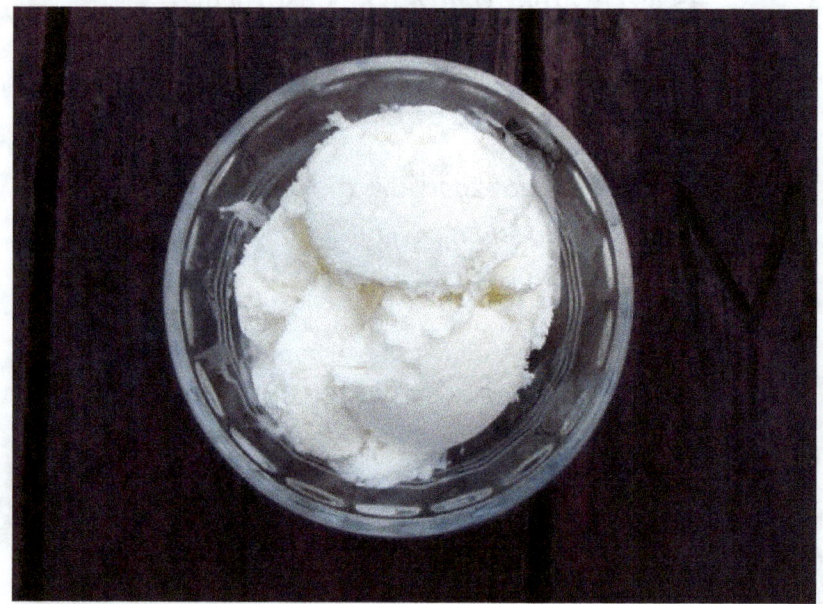

**SZOLGÁLT 4**

- 2 csésze zsírszegény író
- 1 csésze cukor
- 1 citrom héja
- ¼ csésze friss citromlé

1. Egy nagy keverőtálban keverje össze az összes hozzávalót, amíg a cukor teljesen fel nem oldódik.

2. Fedjük le és tegyük hűtőbe a keveréket körülbelül 4 órára, amíg nagyon hideg nem lesz.

3. Tegye át a keveréket egy fagylaltkészítőbe, és fagyassza le a gyártó utasításai szerint.

4. Tegye át a sorbetet fagyasztható edénybe, és tálalás előtt fagyassza le legalább 4 órára.

## 25. Barna cukor-pekándió fagylalt

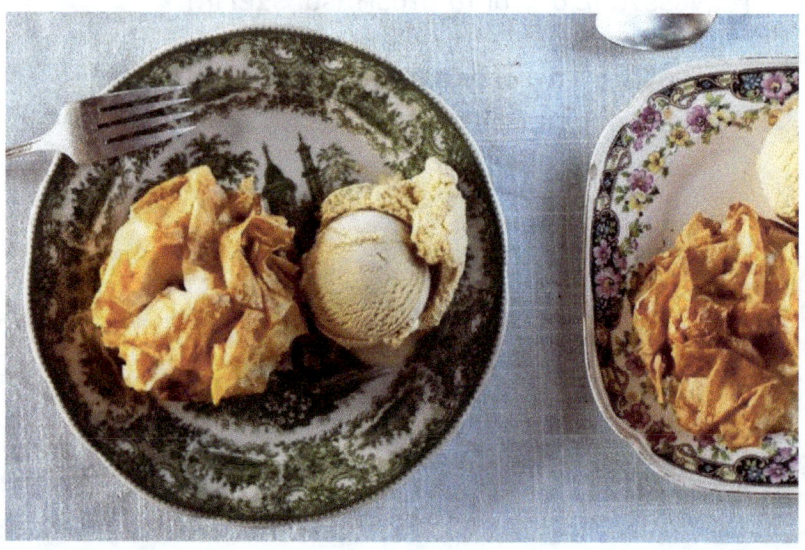

8
- 1 evőkanál vizet
- 1½ teáskanál ízesítetlen porított zselatin
- 2½ csésze alacsony zsírtartalmú tej
- ¾ csésze csomagolt sötétbarna cukor
- ½ teáskanál őrölt fahéj
- 3 tojássárgája
- 1 (12 uncia) doboz zsírmentes elpárologtatott tej
- 1 teáskanál vanília kivonat
- ½ csésze apróra vágott pekándió

1. Egy nagy serpenyőben melegíts fel 1½ csésze tejet közepes lángon. Amikor a tej felforrt, keverjük hozzá a barna cukrot és a fahéjat, és melegítsük tovább.

2. Egy közepes tálban habosra keverjük a tojássárgáját és az elpárologtatott tejet. Vékony sugárban adjuk hozzá a forró tejes keveréket a tojásos keverékhez, folyamatos keverés közben, amíg jól össze nem áll.

3. Tegye vissza a keveréket a serpenyőbe, és melegítse közepes lángon, folyamatos keverés mellett, amíg a keverék éppen nem kezd sűrűsödni, körülbelül 5 percig.

4. Szűrjük át a keveréket egy finom szitán egy tálba, és keverjük hozzá a zselatint és a vizet.

5. Keverjük hozzá a maradék 1 csésze tejet és a vaníliakivonatot, fedjük le, és tegyük hűtőbe legalább 2 órára vagy egy éjszakára.

6. Keverje össze a keveréket, tegye át egy fagylaltkészítőbe, és fagyassza le a gyártó utasításai szerint. Amikor a keverék már majdnem megfagyott, hozzáadjuk a pekándiót.

## 26. Rubinvörös buggyantott körte

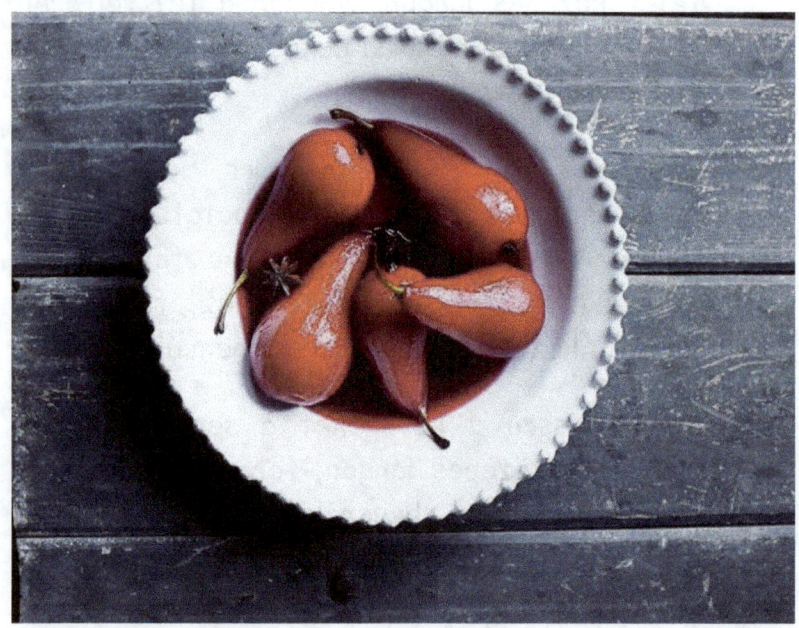

**SZOLGÁLT 4**

- 2 csésze vörösbor
- ¼ csésze cukor
- 1 (3 hüvelykes) csík narancshéj
- 1 narancs leve
- 1 fahéjrúd
- 2 egész szegfűszeg
- 4 kemény, érett körte, meghámozva, szárát sértetlenül hagyva, alját kiegyenlítve, hogy a körte felálljon

1. Egy nagy serpenyőben forraljuk fel a bort, a cukrot, a narancshéjat, a narancslevet, a fahéjrudat és a szegfűszeget közepes-nagy lángon. Csökkentse a hőt közepesen alacsonyra, és fedő nélkül párolja körülbelül 5 percig.

2. Adjuk hozzá a körtét a folyadékhoz, fedjük le, és főzzük, időnként megforgatva, körülbelül 20 percig, amíg a körte megpuhul, de nem puha. Tegye át a körtét egy tálba vagy egy nagy tálba.

3. Emelje fel a hőt közepesen magasra, és forralja fel a folyadékot keverés közben körülbelül 15 percig, amíg a keverék sűrűsödni nem kezd és szirupossá válik.

4. Távolítsa el a narancshéjat, a fahéjrudat és a szegfűszeget.

5. Öntse a szószt a körtére, és tálalás előtt hűtse legalább 2 órát.

## 27. Őszibarack-áfonyás ropogós

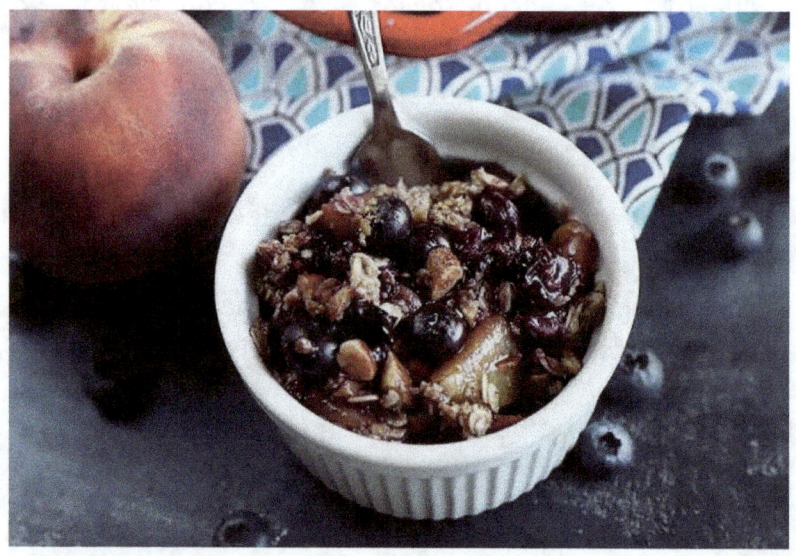

SZOLGÁLT 4

A töltelékhez:
- Főző spray
- 2 csésze szeletelt őszibarack
- 1 csésze friss áfonya
- 2 evőkanál kristálycukor
- 2 evőkanál univerzális liszt
- 2 evőkanál friss citromlé

A feltéthez:
- ¾ csésze régimódi hengerelt zab
- ¼ csésze univerzális liszt
- 3 evőkanál cukrozatlan kókuszreszelék
- 2 evőkanál kókuszolaj
- ¼ csésze csomagolt barna cukor

1. Egy nagy tálban dobd össze az őszibarackot és az áfonyát. Adjuk hozzá a cukrot, a lisztet és a citromlevet, és keverjük össze. A keveréket az előkészített ramekinekbe kanalazzuk, egyenlő arányban elosztva.

2. A zabot, a lisztet, a kókuszreszeléket, a kókuszolajat és a barna cukrot robotgépben összedolgozzuk. Pörgessük addig, amíg a keverék jól össze nem áll.

3. A keveréket kanalazza a ramekinekben lévő gyümölcsre, egyenlő arányban elosztva, és ügyeljen arra, hogy teljesen befedje a gyümölcsöt.

4. A tepsit a megtöltött ramekinekkel a sütőbe tesszük, és kb 1 órát sütjük, amíg a teteje szépen megpirul, a töltelék pedig nagyon forró és bugyogós lesz.

5. Melegen tálaljuk, tetszés szerint egy gombóc vaníliafagylalttal vagy fagyasztott joghurttal.

## 28. Citromos habcsók réteges torta

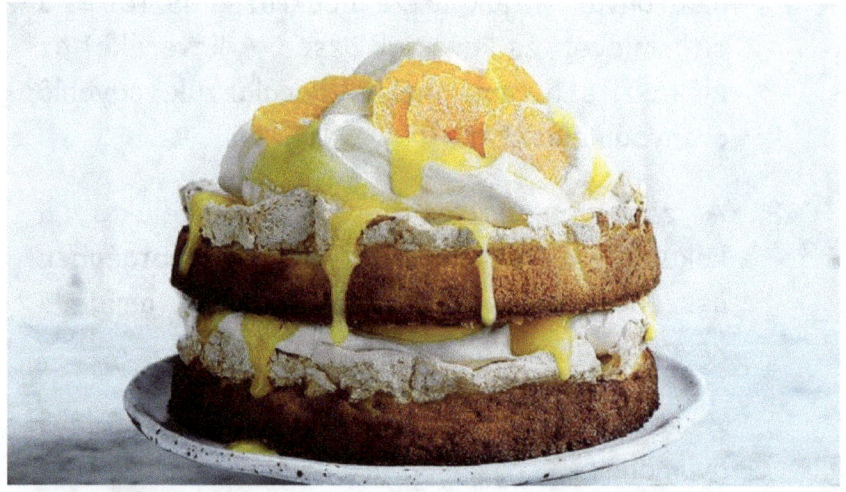

**A tortához:**
- Főző spray
- Univerzális liszt, porozáshoz
- 4 tojás, szobahőmérsékleten
- ⅔ csésze cukor
- 1 teáskanál vanília kivonat
- 1 teáskanál citromhéj
- 3 evőkanál repceolaj
- ¾ csésze süteményliszt

**A töltelékhez:**
- 1 doboz zsírmentes édesített sűrített tej
- 1 teáskanál citromhéj
- ⅓ csésze friss citromlé

**A feltéthez:**
- 2 tojásfehérje, szobahőmérsékleten
- ¼ teáskanál tartárkrém

- $\frac{1}{4}$ csésze cukor
- $\frac{1}{4}$ teáskanál vanília kivonat

A torta elkészítéséhez:

1. Egy nagy tálban keverje össze a tojást és a cukrot, majd közepes-nagy sebességre állított elektromos keverővel 8-10 perc alatt habosra és halványsárgára keverje. Adjuk hozzá a vaníliát és a citromhéjat.

2. Gumi spatulával óvatosan beleforgatjuk az olajat.

3. Addig keverjük hozzá a lisztet, amíg el nem keveredik.

4. A masszát egyenletesen elosztva az előkészített tepsibe öntjük.

5. Süssük a süteményeket 20-22 percig, amíg a közepébe szúrt fogpiszkáló tisztán ki nem jön.

6. Tegye a tepsit rácsra hűlni 10 percre, majd fordítsa ki a süteményeket a rácsra és hűtse ki teljesen.

## 29. Csokoládé krémes pite

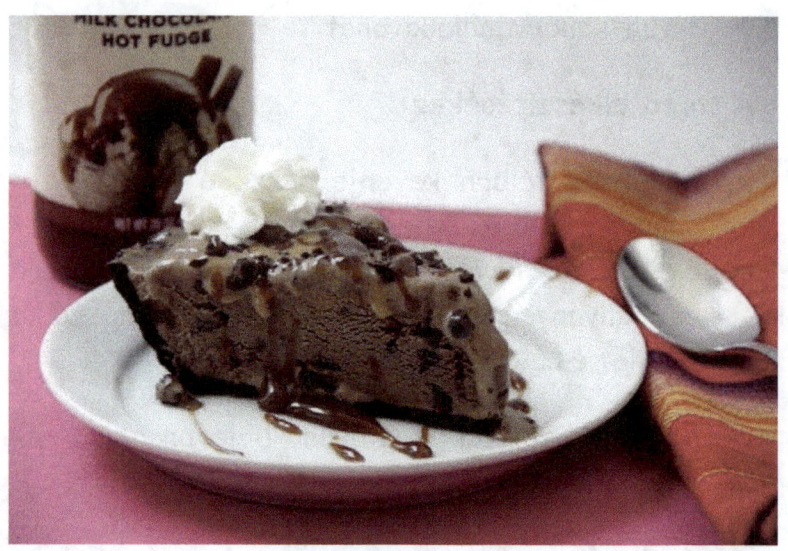

8

**A kéreghez:**
- 1¼ csésze csokis süti morzsa
- 3 evőkanál sótlan vaj, olvasztott

**A töltelékhez:**
- ¾ csésze cukor
- ¼ csésze kukoricakeményítő
- ¼ csésze cukrozatlan kakaópor
- 1¾ csésze alacsony zsírtartalmú tej vagy könnyű kókusztej
- 1 tojás
- 4 uncia keserű csokoládé, apróra vágva
- Zsírmentes, tejmentes felvert feltét, tálaláshoz

1. Egy nagy serpenyőben, közepes lángon keverje össze a cukrot, a kukoricakeményítőt és a kakaót. Adjuk hozzá a tejet és a tojást, és folytassuk simára keverjük.

2. Folyamatos keverés mellett főzzük, amíg a keverék buborékosodik és besűrűsödik, körülbelül 5 percig.

3. Vegyük le a keveréket a tűzről, és adjuk hozzá a csokoládét, és addig keverjük, amíg teljesen felolvad és beépül.

4. Öntsük a tölteléket az előkészített tésztafélékre, fedjük le műanyag fóliával, nyomkodjuk a műanyagot a töltelék felületére, és hűtsük dermedni, legalább 4 órát.

5. Kívánság szerint hűtve, gyümölccsel vagy felvert feltéttel tálaljuk.

## 30. Csokoládé-mázas kókuszszeletek

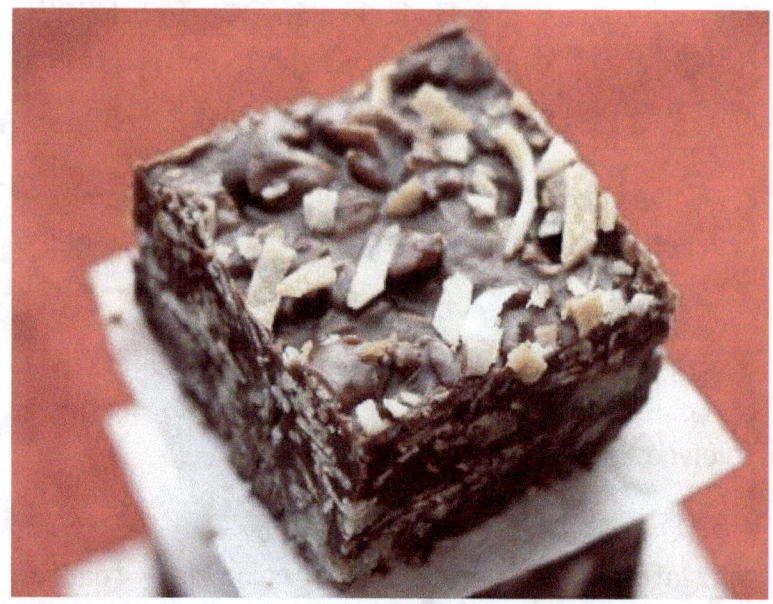

**8 RÚDAT KÉSZÍT**

A bárokhoz:
- 1½ csésze cukrozatlan kókuszreszelék
- ¼ csésze cukor
- 2 evőkanál kókuszkrém
- 2 evőkanál kókuszolaj
- ½ teáskanál vanília kivonat

A csokimázhoz:
- 3 evőkanál mini étcsokoládé chips
- ½ evőkanál kókuszolaj

**A rudak elkészítéséhez:**

1. Egy közepes tálban keverjük össze a kókuszreszeléket, a cukrot, a kókuszkrémet, a kókuszolajat és a vaníliát, amíg jól össze nem keveredik.

2. Egy mikrohullámú sütőben használható üveg mérőpohárban, kifolyóval vagy egy kis mikrohullámú sütőben használható tálkában keverje össze a csokoládédarabkákat és a kókuszolajat. Melegítse fel a csokoládét és az olajat mikrohullámú sütőben 50 százalékos teljesítményen 30 másodpercig, amíg a csokoládédarabkák félig elolvadnak.

3. Keverjük össze, hogy teljesen felolvadjanak, és jól keverjük össze a keveréket.

4. Vegye ki a rudakat a fagyasztóból, és vágja 8 darabra. Helyezzük a rudakat az előkészített tepsire, és csorgassuk rá a csokimázat.

5. Tegye a tepsit a fagyasztóba további körülbelül 5 percre, amíg a csokoládé megdermed.

6. Azonnal tálaljuk, vagy akár 3 hétig is tároljuk a hűtőben.

## 31. Cseresznye-mandulás Biscotti

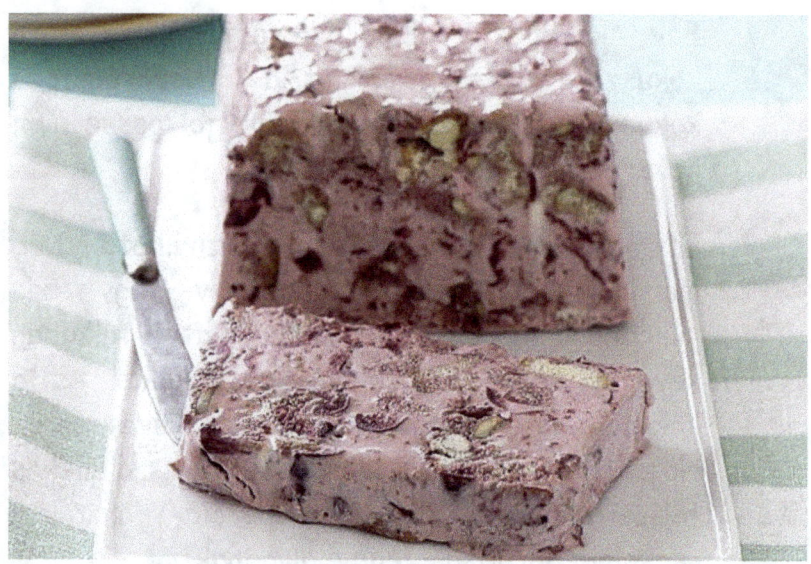

**18 BISCOTTI KÉSZÜL**
- 1 csésze univerzális liszt
- 1 csésze teljes kiőrlésű liszt
- ½ teáskanál sütőpor
- ½ teáskanál szódabikarbóna
- ¼ csésze sótlan vaj
- ½ csésze kristálycukor
- ¼ csésze barna cukor
- 2 tojás
- 1 evőkanál vanília kivonat
- 3 uncia mandula
- 2 uncia szárított cseresznye, apróra vágva

1. Egy közepes keverőtálban keverjük össze a liszteket, a sütőport és a szódabikarbónát.

2. Egy nagy keverőtálban elektromos keverővel keverjük krémesre a vajat és a cukrokat. Adjuk hozzá a tojásokat, egyenként.

3. Adjuk hozzá a vaníliát és a száraz hozzávalókat, és keverjük jól össze. Adjuk hozzá a mandulát és a szárított cseresznyét.

4. A tésztát 2 egyenlő részre osztjuk. Az előkészített tepsiben formázzunk a tésztából két 3 x 8 hüvelykes cipót.

5. Süssük aranybarnára a cipókat 30-35 perc alatt.

6. A cipókat 45 fokos szögben 1 hüvelyk széles szeletekre vágjuk.

7. Tegyük vissza a szeleteket a tepsibe, a levágatlan szélükre tesszük őket. Süssük a kekszeket nagyon szárazra és enyhén barnára, körülbelül 25 percig.

## 32. Zabpehely - csokis keksz

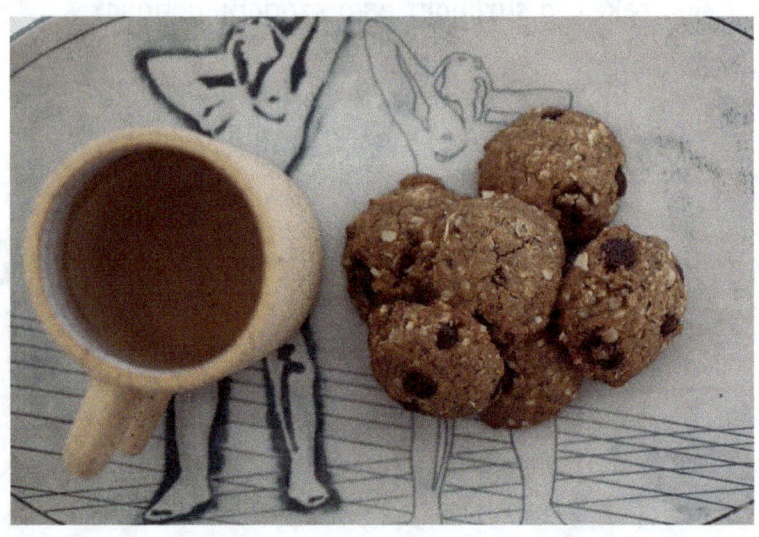

- ½ csésze univerzális liszt
- ½ csésze teljes kiőrlésű liszt
- ¾ csésze régimódi gyorsfőzésű hengerelt zab
- ½ teáskanál sütőpor
- ⅓ teáskanál szódabikarbóna
- ¾ csésze világos barna cukor
- ⅓ csésze repceolaj
- 1 tojás
- 1 teáskanál vanília kivonat
- ⅓ csésze étcsokoládé chips

1. Melegítse elő a sütőt 350°F-ra.

2. Egy nagy tepsit kibélelünk sütőpapírral.

3. Egy közepes keverőtálban keverjük össze a liszteket, a zabot, a sütőport és a szódabikarbónát.

4. Elektromos mixer segítségével egy nagy keverőtálban keverjük össze a cukrot és az olajat.

5. Adjuk hozzá a tojást és a vaníliát, és keverjük össze.

6. Adja hozzá a száraz keveréket a nedves keverékhez, és keverje össze.

7. Hajtsa bele a csokireszeléket.

8. A süteménytésztát lekerekített evőkanállal csepegtessük a tepsire.

9. Süssük aranybarnára a sütiket, körülbelül 25 percig. Tegyük át a sütiket egy rácsra hűlni.

## 33. Alacsony nátriumtartalmú kukorica kenyér pite

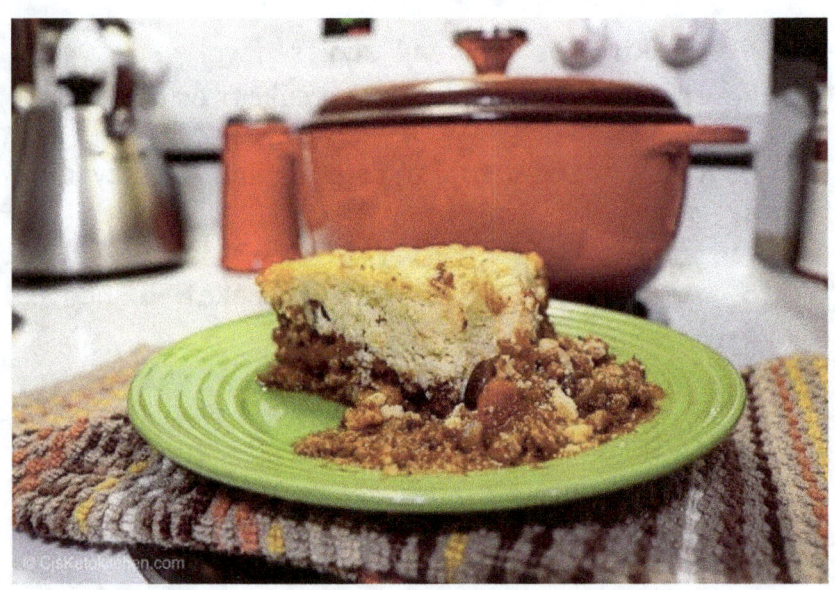

Hozzávaló

- 1 kiló Darált marhahús, sovány
- 1 db nagy hagyma - apróra vágva
- 1 db álparadicsomleves
- Só és ¾ teáskanál fekete bors
- 1 evőkanál chili por
- 12 uncia fagyasztott mag kukorica
- ½ csésze zöldpaprika - apróra vágva

- ¾ csésze kukoricaliszt
- 1 evőkanál cukor
- 1 evőkanál univerzális liszt
- 1½ teáskanál Sütőpor
- 2 db Tojásfehérje -- jól felverve
- ½ csésze 2%-os tej
- 1 evőkanál bacon csepegtető

1. Kukoricakenyér pite: Keverje össze egy serpenyőben darált marhahúst és apróra vágott hagymát.

2. Barna jól. Adjuk hozzá a paradicsomlevest, a vizet, a borsot, a chiliport, a kukoricát és az apróra vágott zöldpaprikát. Jól keverjük össze és hagyjuk 15 percig párolni. Kikent tepsibe forgatjuk. Tetejét kukoricakenyérrel (lent) kenjük, és közepes hőmérsékletű (350°F) sütőben 20 percig sütjük.

3. Kukoricakenyér feltét: Szitáljuk össze a kukoricalisztet, a cukrot, a lisztet és a sütőport. Hozzáadjuk a jól felvert tojást, a tejet és a szalonnacsepegést. Forgasd rá a marhahús keverékre.

## 34. Csokoládé szufla torta

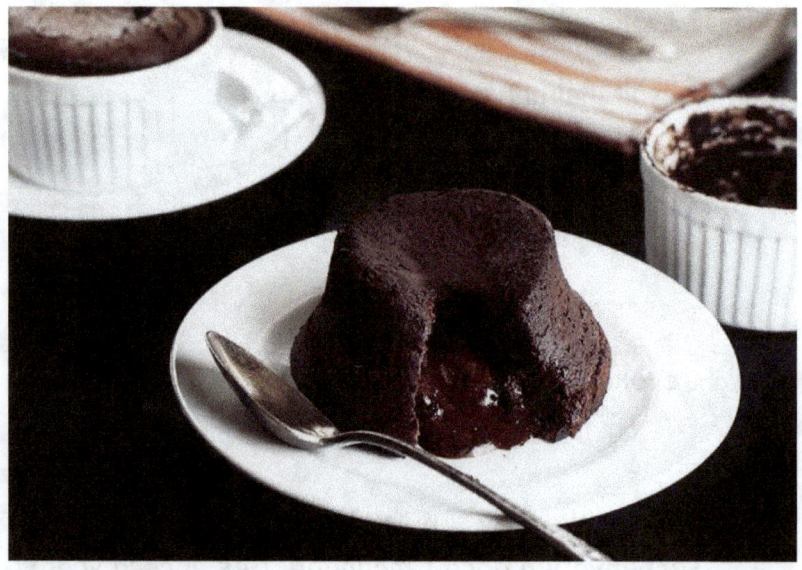

Kitermelés: 8 adag

Hozzávaló

- Tapadásmentes növényi olaj
- Permet
- 14 evőkanál cukor
- ⅔ csésze Dió -- pirított
- ½ csésze cukrozatlan kakaópor
- 3 evőkanál Növényi olaj
- 8 nagy tojásfehérje

- 1 csipet só
- Porcukor

1. Terítse ki a serpenyőt és a papírt növényi olajspray-vel. Szórjuk meg a serpenyőt 2 evőkanál cukorral. A diót 2 evőkanál cukorral finomra őröljük a processzorban. Tegye át a diós keveréket egy nagy tálba. Keverjünk hozzá 10 evőkanál cukrot és kakaót, majd olajat.

2. Elektromos keverővel verje fel a tojásfehérjét és a sót egy nagy tálban, amíg lágy csúcsok nem lesznek. A fehérjéket 3 adagban a kakaós keverékbe forgatjuk.

3. Spoon tésztát előkészített serpenyőbe; sima felső.

4. Körülbelül 30 percig sütjük, amíg a tortafelfújások és a közepébe helyezett teszter ki nem jön, nedves morzsákkal együtt.

## 35. Pásztorpulyka pite

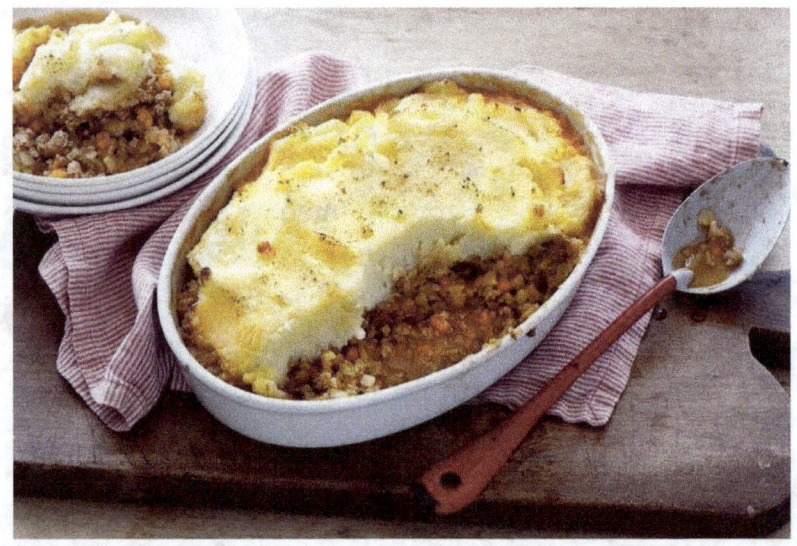

Hozam: 6 adag

Hozzávaló

- 2 hagyma, szeletelve
- 2 evőkanál Növényi olaj
- 4 csésze pulyka / csirke, főtt, apróra vágva
- ¼ csésze teljes kiőrlésű liszt
- 2 csésze csirkealaplé vagy húsleves
- 2 csésze sárgarépa; szeletelve, párolva

- 2 csésze paradicsom/konzerv, hámozott, kockára vágva
- ½ teáskanál szárított kakukkfű
- ½ teáskanál szárított rozmaring
- 6 burgonya; főzve, pépesítve

1. Egy nagy serpenyőben dinszteld meg a hagymát az olajon 5 percig. Adjuk hozzá a pulykát (vagy csirkét). Szórjuk bele a lisztet, keverjük össze. Adjuk hozzá a csirkehúslevet, a sárgarépát, a paradicsomot, a kakukkfüvet és a rozmaringot.

2. Közepes lángon főzzük, amíg besűrűsödik. Enyhén olajozott 3 literes rakottba öntjük. A tetejére terítjük a burgonyát. Süssük 375 F-os sütőben 20-30 percig, vagy amíg meg nem pirulnak.

## 36. Selymes kakaós krém

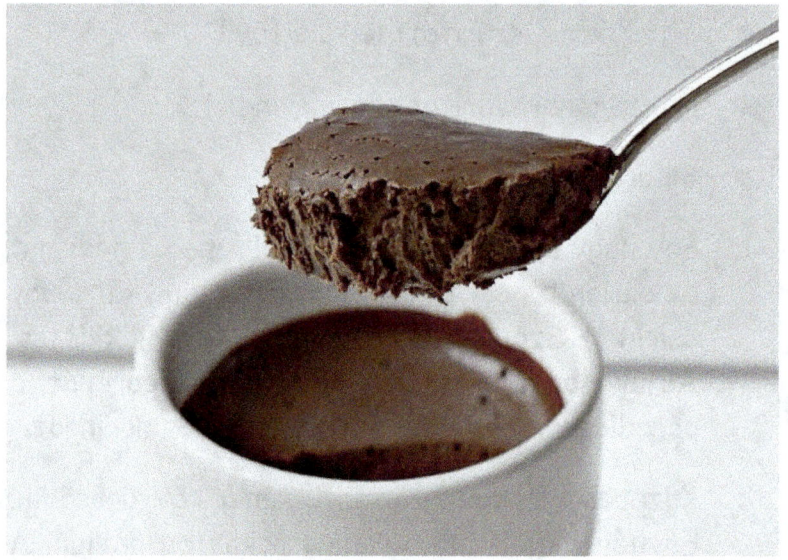

Kitermelés: 8 adag

Hozzávaló

- 1 csomag Ízesítetlen zselatin
- ¼ csésze hideg víz
- ½ csésze cukor
- ⅓ csésze HERSHEY'S kakaó
- ¾ csésze sovány tej

- ½ csésze zsírszegény, részben sovány ricotta sajt
- 1 teáskanál vanília kivonat
- ½ csésze tejmentes Felvert feltét
- Friss eper

1. Egy kis tálban szórjunk zselatint víz fölé; 2 percig állni hagyjuk, hogy megpuhuljon. Egy közepes serpenyőben keverje össze a cukrot és a kakaót; tejbe keverjük. Közepes lángon, folyamatos keverés mellett addig főzzük, amíg a keverék nagyon forró lesz. Adjunk hozzá zselatin keveréket; keverjük, amíg a zselatin teljesen fel nem oldódik; öntsük a keveréket egy közepes tálba.

2. Turmixgépben vagy élelmiszer-feldolgozó tálban keverje simára a ricotta sajtot és a vaníliát; keverjük a felvert feltéthez.

3. Fokozatosan hajtsa a kakaó keverékbe; azonnal öntsük 2 csésze formába. Hűtőbe tesszük, amíg megszilárdul, körülbelül 2-3 óra. Formázzuk ki a tálaló tányérra. Ízlés szerint eperrel tálaljuk.

## 37. Édesburgonya és alma

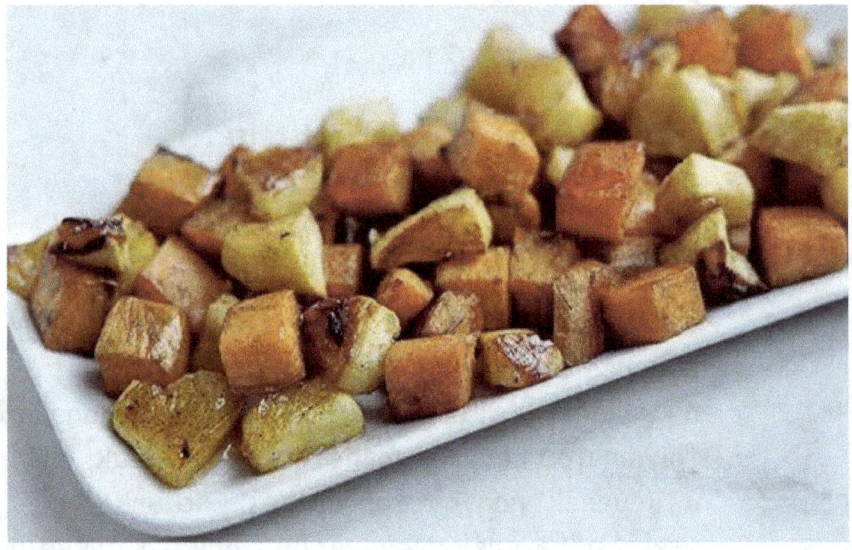

Kitermelés: 4 adag

Hozzávaló

- 12 uncia főtt édesburgonya,
- Hámozva -- hosszában felszeletelve
- Vékony szeletekre
- 2 kicsi Édes alma, meghámozva, félbevágva
- Vékonyra vágjuk
- Szeletek
- ¼ csésze fagyasztott narancslé

- Koncentrátum -- felolvasztva
- $\frac{1}{4}$ csésze víz
- 6 teáskanál cukor
- $\frac{1}{8}$ teáskanál őrölt gyömbér
- $\frac{1}{4}$ teáskanál őrölt fahéj
- $\frac{1}{8}$ teáskanál őrölt szerecsendió
- 1 evőkanál Plus
- 1 teáskanál margarin

1. Melegítse elő a sütőt 350 fokra. Helyezze el az édesburgonya és az alma szeleteit egy tepsibe, amelyet tapadásmentes főzőpermettel permeteztek.

2. Keverje össze a narancslevet, a vizet, a cukrot és a fűszereket. A keveréket egyenletesen öntsük a burgonyára és az almára. Megkenjük margarinnal, és fedő nélkül 1 órát sütjük.

## 38. Sütőkeverék, alacsony nátriumtartalommal

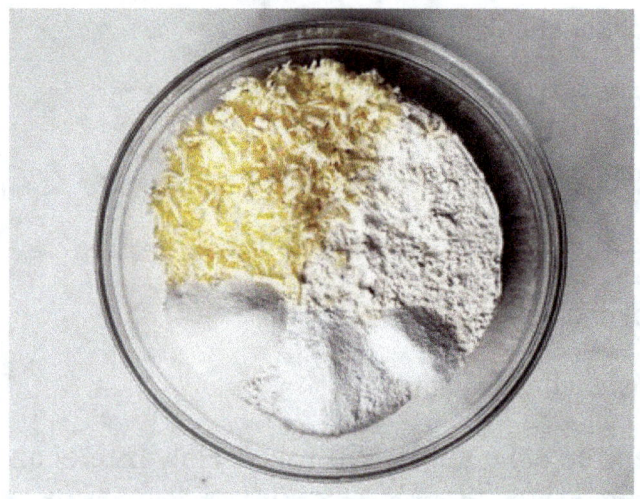

Kitermelés: 12 adag

Hozzávaló

- 9 csésze liszt
- ¼ csésze cukor
- ½ csésze alacsony nátriumtartalmú sütőpor
- 1¼ csésze növényi olaj

Útvonal:

a) Szitáljuk össze a lisztet, a sütőport és a cukrot kétszer egy nagy tálba.

b) Lassan adjon hozzá olajat tészta-mixerrel, amíg a keverék durva kukoricadara állagú lesz. Szobahőmérsékleten jól lezárt edényben vagy hűtőszekrényben tárolandó.

c) A keverék szobahőmérsékleten két hónapig eláll, hűtőszekrényben tovább.

d) A keveréket enyhén egy csészébe kanalazzuk, és késsel vagy spatulával szintetjük.

# FŐÉTELEK

## 39. Alacsony nátriumtartalmú csirkehúsleves

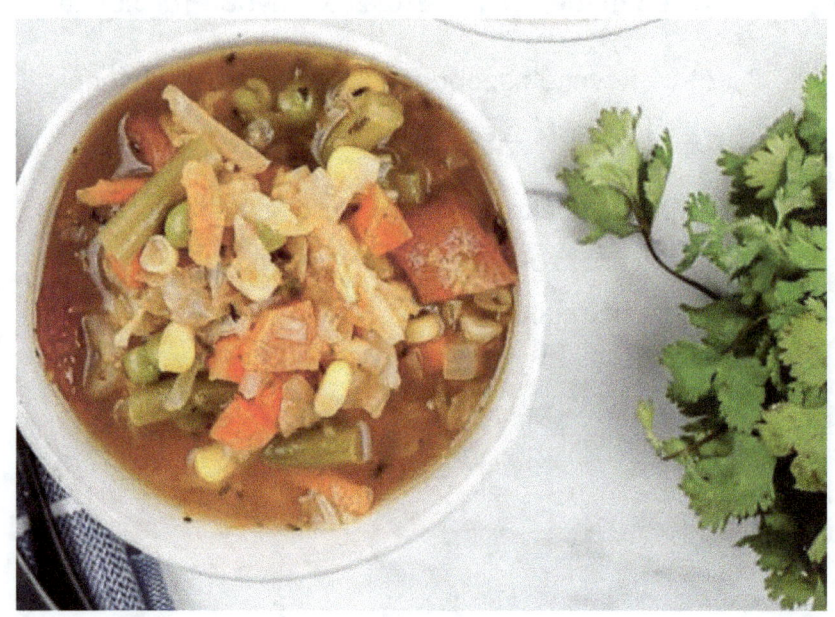

Kitermelés: 8 adag

Hozzávaló

- 3 kiló Sütési csirke
- ½ csésze száraz sherry
- ½ csésze apróra vágott zöldhagyma
- 2 csésze apróra vágott paradicsom
- 1 csésze kukoricaszem

- ½ csésze kockára vágott édesburgonya
- ½ csésze hámozott borsó
- 2 evőkanál darált friss metélőhagyma
- 1 teáskanál darált friss bazsalikom
- ½ teáskanál darált friss tárkony
- 6 csésze zsírtalanított csirke alaplé

1. Egy nagy serpenyőben vagy holland sütőben, közepesen magas lángon pirítsd meg a csirkedarabokat sherryben úgy, hogy mindkét oldalukat gyorsan pirítsd (kb. 10 perc). Kivesszük az edényből és félretesszük.

2. Hozzáadjuk a zöldhagymát, a paradicsomot, a kukoricát és az édesburgonyát, és a fazékban hagyott főzőfolyadékon 5 percig pároljuk. Ha az edény kiszárad, adjunk hozzá egy kis vizet.

3. Adjuk hozzá a borsót, a metélőhagymát, a bazsalikomot, a tárkonyt és a chilit, és főzzük 5 percig. Adjuk hozzá az alaplevet, a vizet és a csirkedarabokat. Forraljuk fel, majd mérsékeljük a lángot, fedjük le az edényt, és főzzük 45 percig.

## 40. Serpenyőben sült csirkemell

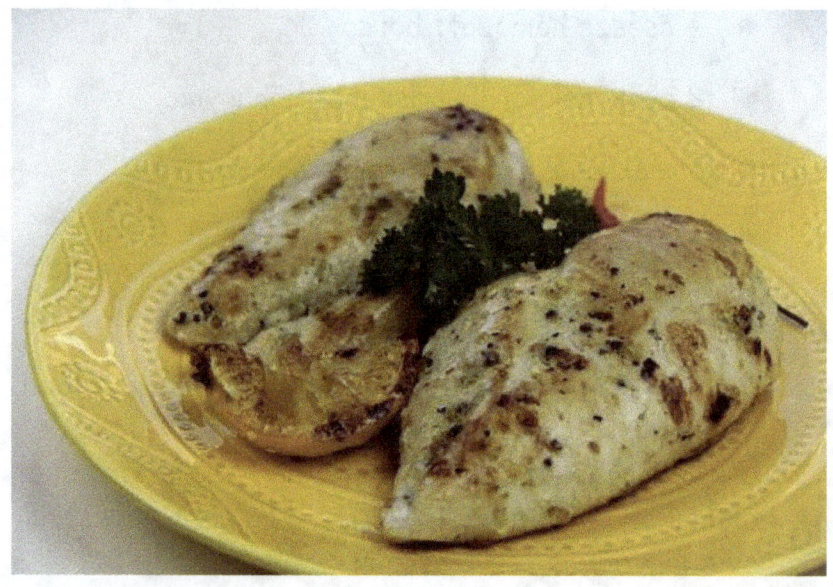

**SZOLGÁLT 4**

- 1 (4 kilós) egész csirke
- 2 citrom félbevágva
- 6 nagy gerezd fokhagyma
- 1 evőkanál sótlan vaj
- 4 evőkanál dijoni mustár
- 1 evőkanál darált friss kakukkfű
- ½ teáskanál frissen őrölt bors
- ¾ csésze alacsony nátriumtartalmú csirkehúsleves
- ½ csésze száraz fehérbor
- 3 evőkanál csökkentett zsírtartalmú tejföl
- 1 evőkanál finomra vágott friss metélőhagyma

1. Helyezze a csirkét egy nagy, sütőben használható serpenyőbe, például öntöttvas serpenyőbe. Helyezze a citromot és a fokhagymát a csirke üregébe. Dörzsölje be a vajat a mellek bőre alá. Kenjük be a csirke külsejét 2 evőkanál mustárral. A csirkét megszórjuk a kakukkfűvel és a borssal.

2. Süssük a csirkét a sütőben 50-60 percig,

3. Helyezze a serpenyőt a tűzhelyre közepesen magas lángon. A fokhagymagerezdeket egy kés oldalával összetörjük, és a serpenyőben lévő csepegtetőhöz adjuk. Hozzáadjuk a húslevest és a bort, és kevergetve, és a barna darabkákat kikaparva főzzük 3 percig.

4. Keverjük hozzá a tejfölt, és forraljuk körülbelül 1 percig, amíg kissé besűrűsödik. Hozzákeverjük a maradék 2 evőkanál mustárt és a metélőhagymát.

## 41. Párolt csirke paradicsomszósszal

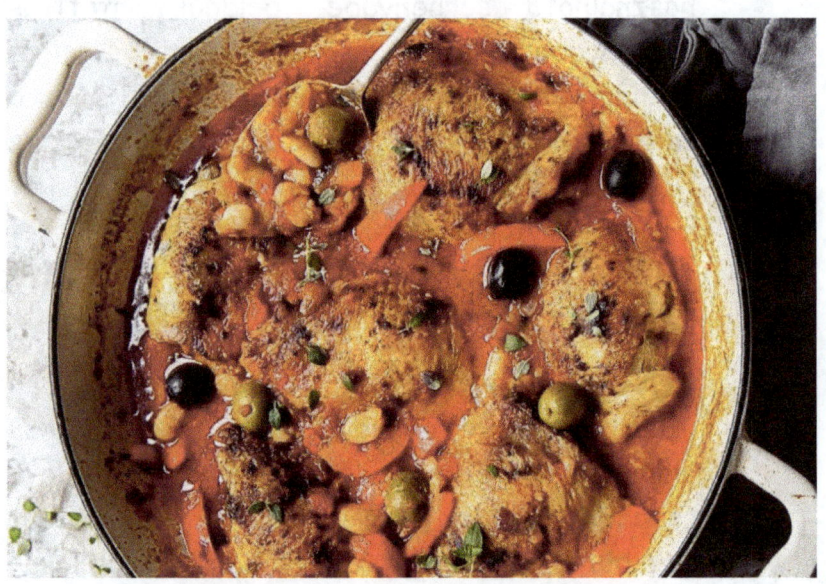

### 6. SZOLGÁLT
- 2 evőkanál olívaolaj
- 6 bőr nélküli csirkecomb
- ½ teáskanál frissen őrölt bors
- 1 közepes hagyma, felkockázva
- 3 gerezd fokhagyma, felaprítva
- ¼ csésze száraz fehérbor
- 2 csésze alacsony nátriumtartalmú csirkehúsleves
- 2 evőkanál kapribogyó, lecsepegtetve
- ¼ csésze szeletelt kimagozott pácolt zöld olajbogyó
- 1 evőkanál apróra vágott friss oregánó

- 1 doboz só nélküli kockára vágott paradicsom, lével
- 2 evőkanál apróra vágott friss lapos petrezselyem

1. Melegítse fel az olajat egy nagy serpenyőben közepesen magas lángon. Szórjuk meg a csirkét borssal, tegyük a serpenyőbe, és főzzük egyszer megforgatva, amíg mindkét oldala meg nem pirul, összesen kb. 4 percig (ha szükséges, a serpenyő túlzsúfolásának elkerülése érdekében főzzük a csirkét adagonként). Tegye át a csirkét egy tányérra.

2. Csökkentse a hőt közepesre. Adjuk hozzá a hagymát és a fokhagymát a serpenyőbe, és főzzük gyakran kevergetve, amíg a hagyma megpuhul, körülbelül 4 percig.

3. Keverje hozzá a bort, és forralja, kevergetve, és a serpenyő aljáról kikaparva a megbarnult darabokat körülbelül 3 percig, amíg a folyadék mennyisége a felére csökken. Adjuk hozzá a húslevest, a kapribogyót, az olajbogyót, az oregánót és a paradicsomot a levével együtt.

4. Csökkentse a hőt közepesen alacsonyra, tegye vissza a csirkecombokat a serpenyőbe, és öntse le

a szósszal. Fedő nélkül pároljuk körülbelül 20 percig, amíg a csirke teljesen meg nem fő.

5. A csirkét a mártással kanalazva, petrezselyemmel díszítve tálaljuk.

## 42. Kínai csirke és zöldségkeverék

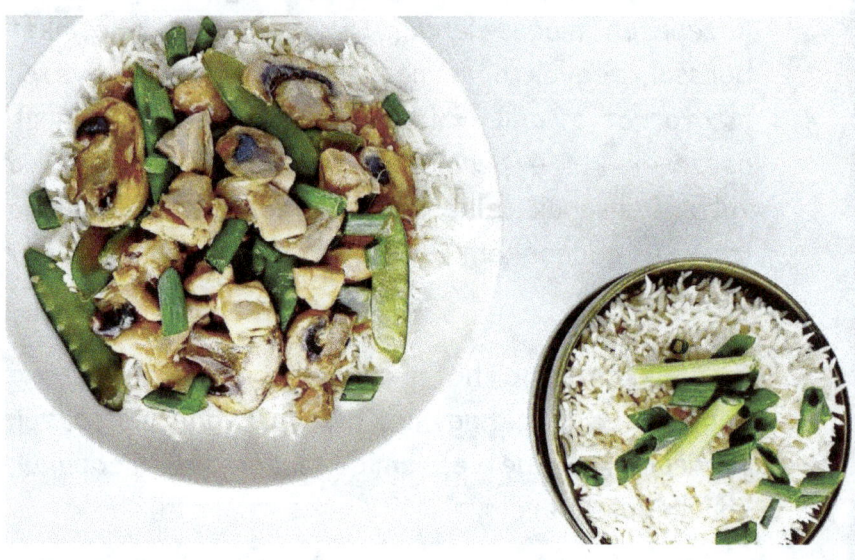

6. SZOLGÁLT
- 3 evőkanál kínai főzőbor
- 4 evőkanál alacsony nátriumtartalmú szójaszósz
- 1 evőkanál kukoricakeményítő
- 1 kiló bőr nélküli, csont nélküli csirkemell
- 5 evőkanál vizet
- 2 evőkanál méz
- 2 evőkanál fűszerezetlen rizsecet
- 2 gerezd fokhagyma, darálva

- 1 evőkanál hámozott, darált friss gyömbér
- 1 evőkanál növényi olaj
- 2 csésze brokkoli rózsa, apróra vágva
- 1 közepes hagyma, felkockázva
- 2 közepes sárgarépa, meghámozva és felkockázva
- 5 csésze zöld káposzta, felaprítva
- 2 csésze hóborsó
- 3 zöldhagyma vékonyra szeletelve, a díszítéshez

1. Egy közepes tálban keverjük össze a bort, 2 evőkanál szójaszószt és a kukoricakeményítőt a páchoz. Adjuk hozzá a csirkét, és keverjük bevonni.

2. Egy kis tálban keverje össze a maradék 2 evőkanál szójaszószt, 3 evőkanál vizet, a mézet, az ecetet, a fokhagymát és a gyömbért.

3. Melegítsük fel az olajat egy nagy tapadásmentes serpenyőben vagy wokban közepes-magas lángon. Adjuk hozzá a brokkolit, a hagymát, a sárgarépát és a maradék 2 evőkanál vizet. Adjuk hozzá a káposztát és a hóborsót, és főzzük még 2 percig.

4. Tegye a csirkét a serpenyőbe a páclével együtt, és időnként megkeverve főzze, amíg meg nem fő, körülbelül 3 percig.

5. Adjuk hozzá a szószos keveréket, és tegyük vissza a zöldségeket a serpenyőbe

43. Kemencében sült írós csirke

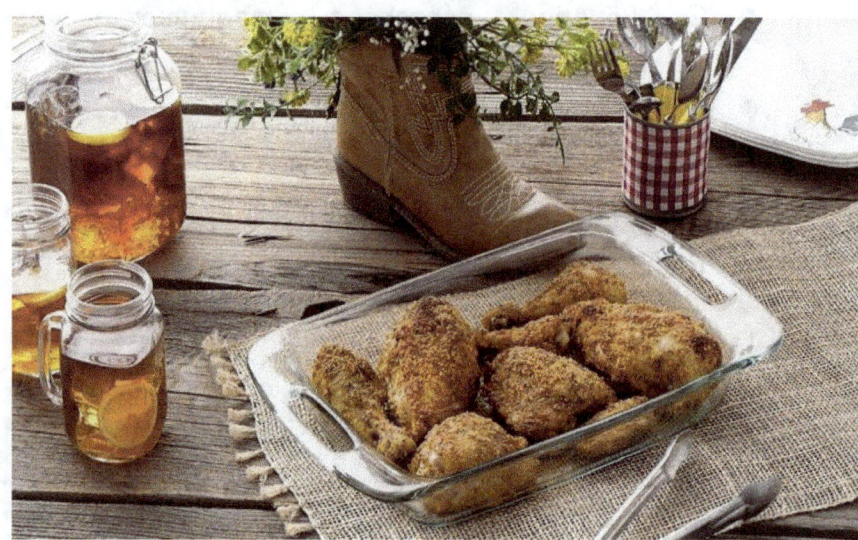

6. SZOLGÁLT

- ⅔ csésze zsírszegény író
- 1 teáskanál paprika
- ½ teáskanál cayenne bors
- ½ teáskanál fokhagymapor
- ½ teáskanál hagymapor
- ½ teáskanál frissen őrölt bors
- 1 (3½ font) egész csirke, 8 részre vágva (mell, comb, láb és szárny)
- ½ csésze univerzális liszt

- 4 csésze kukoricapehely, összetörve

1. Egy nagy tálban keverje össze az írót, a paprikát, a cayenne-t, a fokhagymaport, a hagymát és a borsot. Adjuk hozzá a csirkét, és fordítsuk bevonatba. Fedjük le és tegyük hűtőbe a csirkét legalább 1 órára, lehetőleg egy éjszakára.

2. Melegítse elő a sütőt 425°F-ra.

3. Helyezzen rácsot egy nagy tepsire.

4. A lisztet és a zúzott kukoricapelyhet külön sekély tálakba tesszük.

5. Vegye ki a csirkét az írókeverékből, és hagyja, hogy a felesleg visszafolyjon a tálba. A csirkét beleforgatjuk a lisztbe. A lisztezett csirkét visszaöntjük az írókeverékbe, majd a kukoricapehelybe, és feltekerjük, hogy a csirkét teljesen bevonja.

6. Helyezzük a csirkét a rácsra, és süssük a sütőben, amíg szép barna és átsül, körülbelül 30 percig. Forrón tálaljuk.

## 44. Görög pulyka burgerek fetával

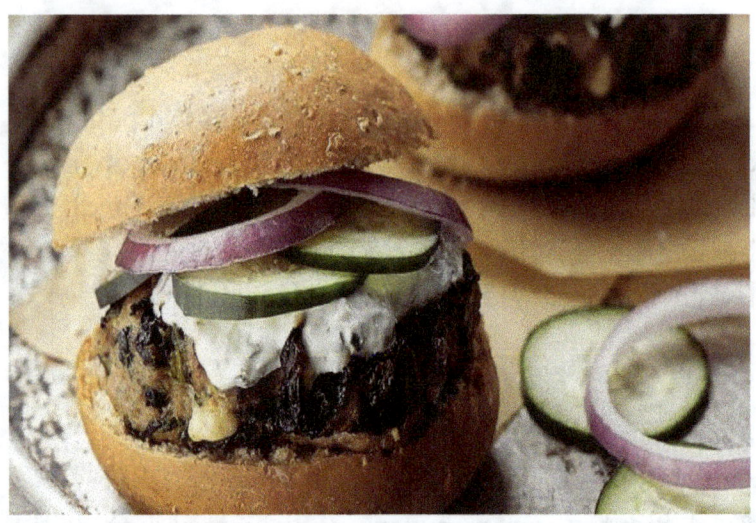

**SZOLGÁLT 4**

- 1¼ font sovány őrölt pulyka
- 1 tojás, felvert
- ½ közepes lilahagyma, darált, plusz 4 vékony szelet lilahagyma, tálaláshoz
- 2 evőkanál apróra vágott friss petrezselyem
- 2 evőkanál darált kalamata olajbogyó
- 2 teáskanál apróra vágott friss oregánó
- 1 gerezd fokhagyma, felaprítva
- ½ teáskanál frissen őrölt bors
- 4 teljes kiőrlésű hamburger zsemle, pirítva
- 4 marék bébispenót levél
- 1 nagy paradicsom, szeletelve

1. Egy nagy keverőtálban keverje össze a pulykát, a tojást, a darált hagymát, a petrezselymet, az olajbogyót, az oregánót, a fokhagymát és a borsot, és jól keverje össze. Formázz a keverékből 4 egyenlő méretű, körülbelül fél hüvelyk vastagságú pogácsát.

2. Melegítsen fel egy grillsütőt vagy grillsütőt közepesen magas hőfokra, vagy melegítsen egy tapadásmentes serpenyőt közepesen magas lángon. A hamburgereket oldalanként körülbelül 4 percig sütjük, amíg át nem sülnek, és kívülről megpirulnak.

3. Tálaljuk a hamburgereket a zsemle belsejében spenóttal, paradicsommal és egy szelet lilahagymával. Ízlés szerint kínáljon fűszereket, például majonézt, ketchupot vagy mustárt.

## 45. Serpenyőben sült pulykaszelet

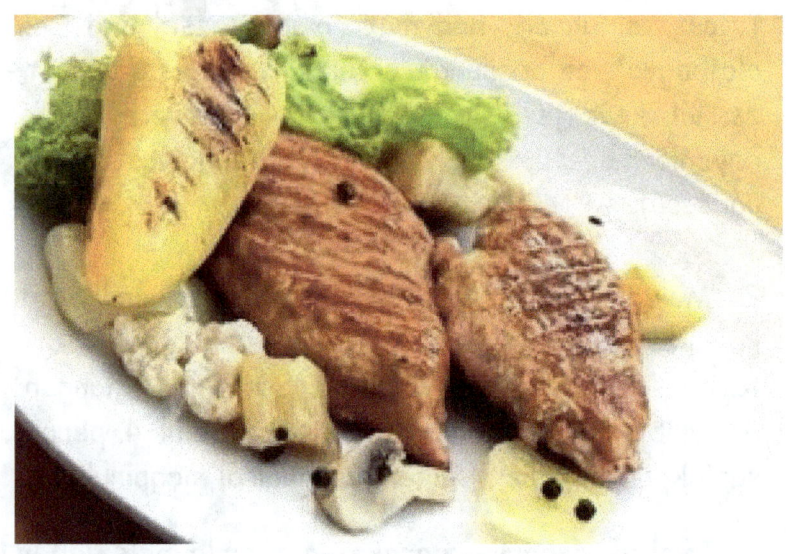

**SZOLGÁLT 4**

- ¼ csésze friss narancslé
- 2 evőkanál balzsamecet
- 1 evőkanál alacsony nátriumtartalmú szójaszósz
- 1 evőkanál méz
- 2 teáskanál darált friss rozmaring
- 1 gerezd fokhagyma, felaprítva
- ½ teáskanál frissen őrölt bors
- 1 font bőr nélküli pulykamell szelet, körülbelül ½ hüvelyk vastagra vágva
- Főző spray

1. Egy közepes tálban keverje össze a narancslevet, az ecetet, a szójaszószt, a mézet, a rozmaringot, a fokhagymát és a borsot, és jól keverje össze.

2. Adja hozzá a szeleteket a tálhoz, és fordítsa meg bevonni. 15 percig állni hagyjuk.

3. Permetezzen be egy tapadásmentes serpenyőt főzőpermettel, és melegítse közepes lángon. Vegyük ki a szeleteket a pácból, hagyjuk a pácot, és főzzük, egyszer megforgatva, amíg mindkét oldaluk megpirul és átsül 8-10 percig. A szeleteket tányérra tesszük és melegen tartjuk.

4. Adja hozzá a fenntartott pácot a serpenyőbe, és forralja fel. Gyakori kevergetés mellett pároljuk, amíg a szósz sűrű máz lesz, 5-7 percig.

5. A szeleteket a szósszal leöntve tálaljuk.

## 46. Sült sertés hátszín

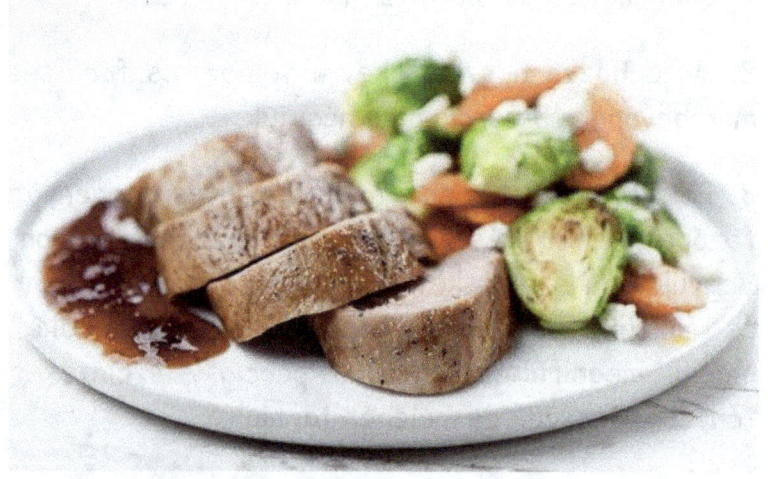

**SZOLGÁLT 4**

- 1 (1 kiló) sertés szűzpecsenye
- 1 evőkanál Provence-i fűszernövény
- ½ teáskanál frissen őrölt bors
- ⅓ csésze füge lekvár
- ⅓ csésze méz
- 2 evőkanál alacsony nátriumtartalmú szójaszósz
- 1 evőkanál rizsecet

1. Fűszerezze a szűzpecsenyét Provence-i fűszernövényekkel és borssal.

2. Keverje össze a lekvárt, a mézet, a szójaszószt és az ecetet egy kis serpenyőben, közepes lángon. Forraljuk fel, majd vegyük le a tűzről.

3. Tegye át a máz felét egy kis tálba, és tegye félre. A maradék mázzal pácoljuk be a húst, akár egy tálban, akár egy nagy, zárható műanyag zacskóban 1 órára a hűtőbe tesszük.

4. Melegítse elő a sütőt 425°F-ra.

5. Vegye ki a bélszínt a pácból, dobja ki a pácot, és tegye a bélszínt egy rácsra vagy egy serpenyőbe. Süssük a sütőben körülbelül 15 percig, vagy amíg el nem éri a 145 °F belső hőmérsékletet az azonnali leolvasható hőmérőn.

6. Tegye át a húst vágódeszkára, fóliával lazán sátrazza, és hagyja állni 10 percig.

7. Közben a maradék mázt kis serpenyőben, közepesen magas lángon pároljuk. Csökkentse a hőt közepes-alacsonyra, és párolja, amíg a máz besűrűsödik, 5-10 percig.

## 47. Sertésszelet bors kukorica szósszal

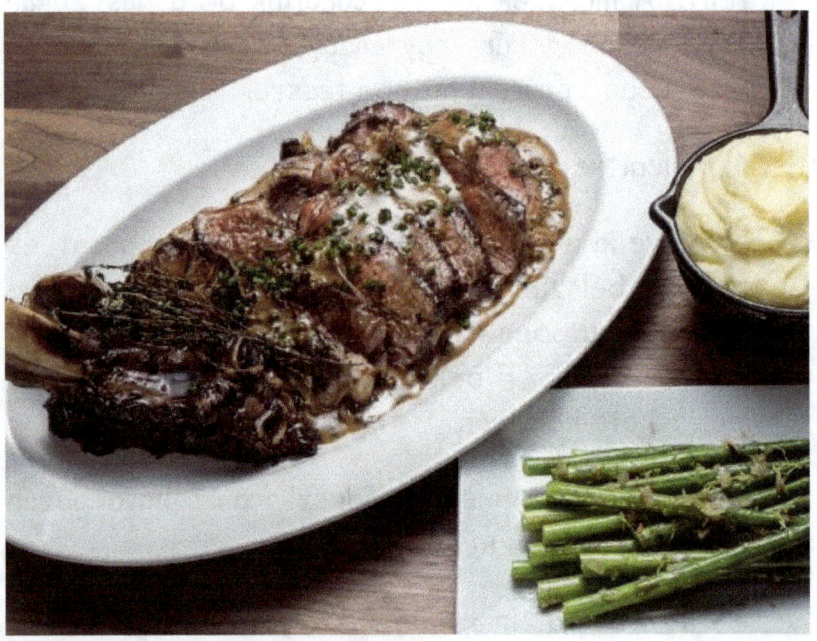

**SZOLGÁLT 4**

- 4 csont nélküli sertésszelet
- ½ teáskanál frissen őrölt bors
- 3 evőkanál univerzális liszt
- 2 evőkanál extra szűz olívaolaj
- 1 közepes mogyoróhagyma, darálva
- 1 gerezd fokhagyma, összetörve
- ½ csésze brandy
- ¼ csésze csökkentett zsírtartalmú tejföl
- 2 evőkanál alacsony nátriumtartalmú csirkehúsleves
- 2 evőkanál zöldbors sós lében

1. A sertésszeletek mindkét oldalát megszórjuk borssal, majd beleforgatjuk a lisztbe.

2. Melegítse fel az olajat egy nagy serpenyőben közepesen magas lángon. Hozzáadjuk a sertésszeleteket, és egyszer megforgatva főzzük, amíg megbarnulnak és átsülnek, körülbelül 3 percig mindkét oldalukon (lehet, hogy 2 részletben kell főznie, hogy elkerülje a serpenyő zsúfoltságát). A megfőtt karajt tányérra tesszük, és alufóliával lazán lesátrózzuk.

3. Csökkentse a hőt közepesen alacsonyra, adjuk hozzá a medvehagymát és a fokhagymát a serpenyőben, és főzzük gyakran kevergetve, amíg a medvehagyma megpuhul, körülbelül 3 percig.

4. Adjuk hozzá a pálinkát a serpenyőbe, és főzzük gyakran kevergetve 2 percig, amíg a pálinka nagy része elpárolog.

5. Keverje hozzá a tejfölt, a húslevest és a szemes borsot. Pároljuk, kevergetve, amíg a szósz besűrűsödik és jól össze nem áll.

## 48. Kínai sertéssütés

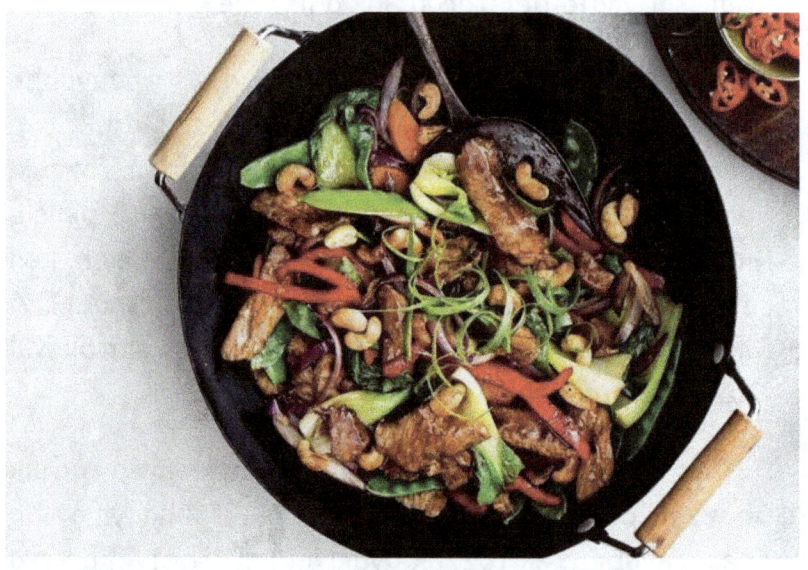

**SZOLGÁLT 4**

- 2 teáskanál repceolaj
- 1 teáskanál ázsiai szezámolaj
- 1 (1 kiló) sertés szűzpecsenye, 1 x 2 hüvelykes csíkokra vágva
- 2 gerezd fokhagyma, darálva
- 1 teáskanál darált hámozott friss gyömbér
- 1 teáskanál chili paszta
- 1 piros kaliforniai paprika kimagozva és csíkokra vágva
- ¼ csésze alacsony nátriumtartalmú csirkehúsleves
- 1½ evőkanál alacsony nátriumtartalmú szójaszósz

- 1 evőkanál teljesen természetes, sómentes mogyoróvaj
- 4 zöldhagyma, vékonyra szeletelve

1. Melegítse fel az olajokat egy nagy, tapadásmentes serpenyőben közepesen magas lángon. Adjuk hozzá a sertéshúst, a fokhagymát, a gyömbért és a chili pasztát, és főzzük gyakran kevergetve körülbelül 2 percig.

2. Adjuk hozzá a kaliforniai paprikát, és kevergetve főzzük, amíg a paprika el nem kezd puhulni, még körülbelül 2 percig.

3. Keverje hozzá a húslevest, a szójaszószt és a mogyoróvajat, és forralja fel. Csökkentse a hőt alacsonyra, és addig főzzük keverés közben, amíg a szósz sűrűsödni kezd, még körülbelül 1 percig.

4. Keverje hozzá a zöldhagymát, és azonnal tálalja.

## 49. Pan-seared sertésérmek

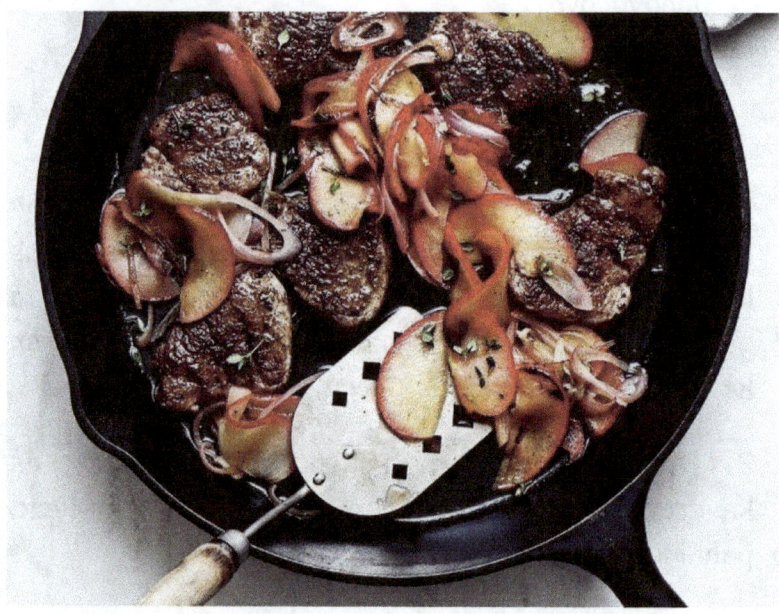

**SZOLGÁLT 4**
- 2 evőkanál olívaolaj
- 4 csont nélküli középre vágott sertésmedál
- ½ teáskanál frissen őrölt bors
- 2 közepes medvehagyma, szeletelve
- 2 evőkanál almaecet
- 1 evőkanál sótlan vaj
- 1 közepes alma
- 2 evőkanál vékonyra szeletelt friss zsályalevél
- ½ csésze alacsony nátriumtartalmú csirkehúsleves
- 1 evőkanál teljes kiőrlésű mustár

1. Melegítse fel az olajat egy nagy, tapadásmentes serpenyőben közepesen magas lángon. A sertésmedálokat mindkét oldalon meghintjük borssal.

2. A medalionokat a forró serpenyőben, egyszer megforgatva süssük barnulásig és főzésig, mindkét oldalukon körülbelül 4 percig. Helyezze a medalionokat egy tányérra, és lazán fedje le őket alufóliával.

3. Csökkentse a hőt közepesre, adjuk hozzá a medvehagymát a serpenyőbe, fedjük le, és főzzük, amíg a medvehagyma megpuhul, körülbelül 5 percig.

4. Adjuk hozzá az ecetet, és öntsük le a serpenyőt, kevergetve, hogy felkaparjuk a megbarnult darabokat az aljáról. Tegye át a medvehagymát egy kis tálba.

5. Emelje fel a hőt közepesen magasra, és adja hozzá a vajat, az almaszeleteket és a zsályát. Főzzük gyakran kevergetve, amíg az alma aranybarna nem lesz, 3-4 percig.

6. Adjuk hozzá a húslevest és a mustárt, és keverjük jól össze. Pároljuk, amíg az alma egészen megpuhul, kb. 2 percig.

7. Tegye vissza a medvehagymát a serpenyőbe, és párolja, amíg a szósz besűrűsödik, körülbelül 2 percig.

## 50. Grillezett steak taco friss salsával

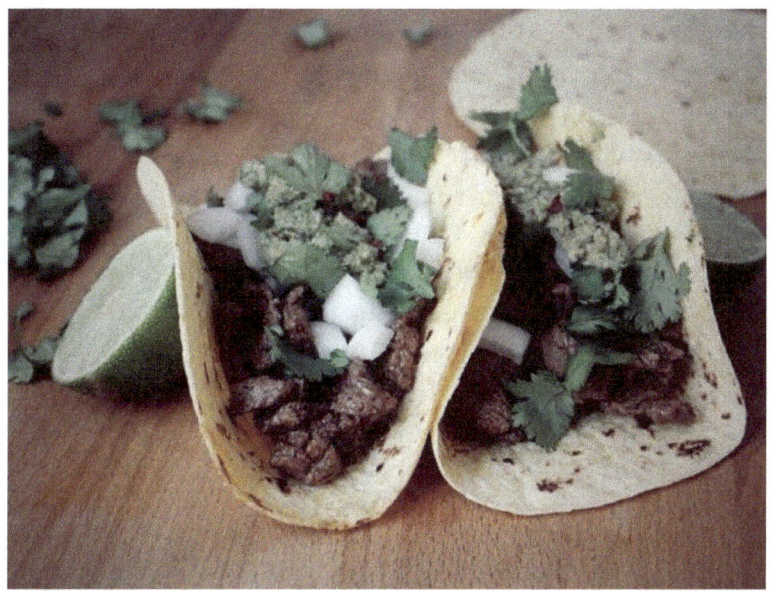

**SZOLGÁLT 4**

**A steakhez:**
- 1 evőkanál chili por
- 1 teáskanál barna cukor
- 1 teáskanál őrölt kömény
- 1 teáskanál szárított oregánó
- $\frac{1}{2}$ teáskanál frissen őrölt bors
- $\frac{1}{8}$ teáskanál őrölt fahéj
- 1 (1 kilós) oldalszelet, vágva
- Salsa
- Tacok

1. Melegítsen elő egy grillsütőt vagy grillsütőt közepesen magas hőfokra.

2. Egy tálban keverjük össze a chiliport, a cukrot, a köményt, az oregánót, a borsot és a fahéjat. Dörzsölje át a fűszerkeveréket a steak felett.

3. A steaket egyszer megforgatva grillezzük, amíg el nem érjük a kívánt sült fokot, oldalanként kb.

4. Tegye át a steaket vágódeszkára, lazán takarja le fóliával, és hagyja pihenni 10 percig.

# FŰSZEREK ÉS SZÓSZOK

## 51. Dupla paradicsomos ketchup

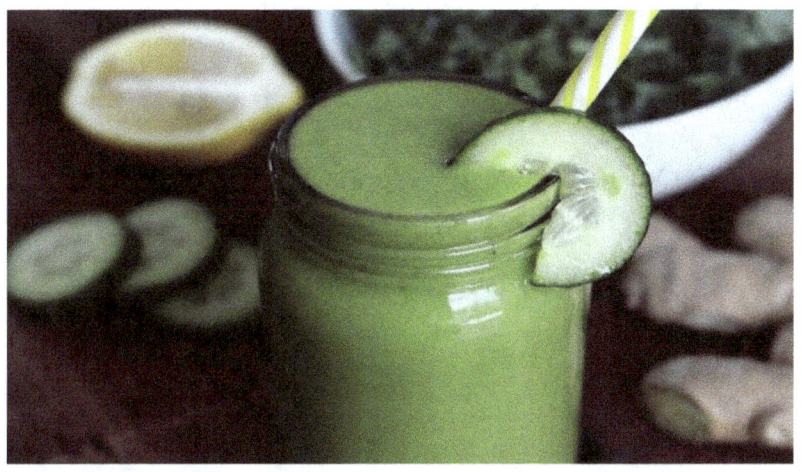

**2 CSÉSZÉRE KÉSZÜL (ADAGONKÉNT 1 evőkanál)**

- 2 (6 uncia) doboz paradicsompüré
- $\frac{2}{3}$ csésze víz
- $\frac{1}{4}$ csésze vörösbor ecet
- $\frac{1}{2}$ csésze csomagolt sötétbarna cukor
- $\frac{1}{4}$ csésze apróra vágott szárított paradicsom
- $\frac{1}{2}$ teáskanál száraz mustár
- $\frac{1}{2}$ teáskanál fahéj
- $\frac{1}{8}$ teáskanál őrölt szegfűszeg
- $\frac{1}{8}$ teáskanál szegfűbors
- Csipet cayenne bors

1. Egy serpenyőben, közepes lángon, keverje össze az összes hozzávalót, és forralja fel. Kevergetve főzzük, amíg a cukor feloldódik. Csökkentse a hőt alacsonyra, és párolja körülbelül 15 percig.

2. Vegye le a keveréket a tűzről, és turmixgépben vagy konyhai robotgépben pürésítse.

3. Hagyja szobahőmérsékletre hűlni. Tálalás előtt fedjük le és tegyük hűtőbe a ketchupot egy éjszakára. A ketchup akár 3 hétig is eltartható a hűtőben.

## 52. Édes-fűszeres pirospaprika íz

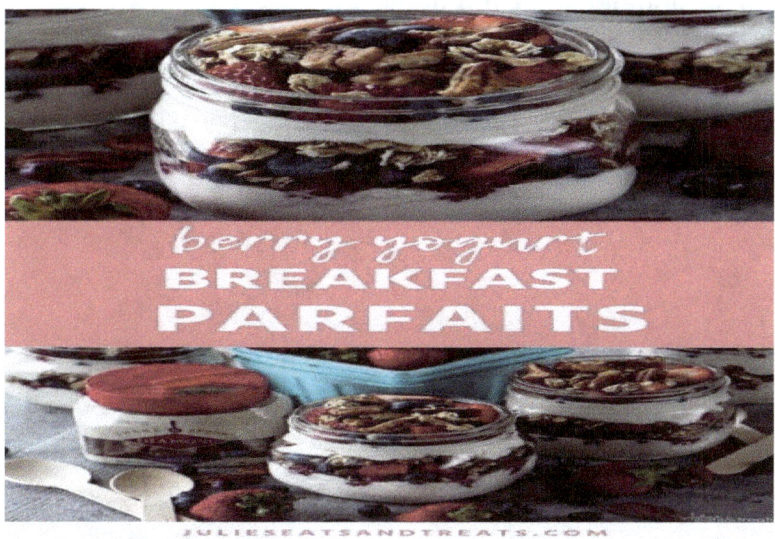

- 2 nagy sárga hagyma, finomra aprítva
- 2 közepes piros kaliforniai paprika kimagozva és apróra vágva
- 1 csésze cukor
- ½ csésze fehérborecet
- ¼ csésze víz
- ½ teáskanál pirospaprika pehely

1. Egy nagy serpenyőben, közepesen magas lángon, keverje össze az összes hozzávalót, és forralja fel. Csökkentse a hőt alacsonyra, és fedő nélkül párolja körülbelül 30 percig, gyakran kevergetve, amíg a zöldségek nagyon megpuhulnak, és a keverék jól össze nem áll.

2. Vegye le az ízesítőt a tűzről, és hagyja szobahőmérsékletre hűlni.

3. Tálalás előtt fedjük le és tegyük hűtőszekrénybe legalább 2 órára. Tárolja lefedett edényben a hűtőszekrényben legfeljebb 1 hónapig.

## 53. Barbecue szósz

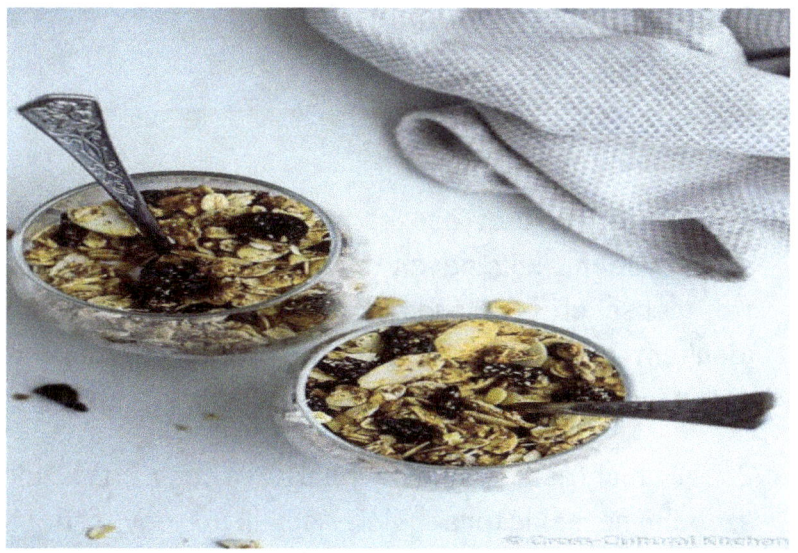

### 16. SZOLGÁLT

- 1½ csésze sómentes paradicsomszósz
- 1 (6 uncia) doboz paradicsompüré
- ⅔ csésze csomagolt sötétbarna cukor
- 3 evőkanál almaecet
- 1½ evőkanál melasz
- 1 evőkanál Worcestershire szósz
- 1 evőkanál füstölt paprika
- 2 teáskanál száraz mustár
- 2 teáskanál chili por
- 1 teáskanál hagymapor

- ½ teáskanál folyékony füst (opcionális)
- ½ teáskanál fokhagymapor
- ¼ teáskanál őrölt szegfűszeg
- ¼ teáskanál cayenne bors

1. Keverje össze az összes hozzávalót egy közepes serpenyőben, közepesen magas lángon. Forraljuk fel, mérsékeljük a lángot közepesen alacsonyra, és időnként megkeverve főzzük 20-30 percig, amíg a szósz kissé besűrűsödik.

2. A mártást azonnal tálaljuk, vagy hagyjuk szobahőmérsékletűre hűlni, tegyük át egy fedett edénybe, és tegyük hűtőbe legfeljebb 1 hónapig.

## 54. Krémes citrom-snidlinges szendvicskrém

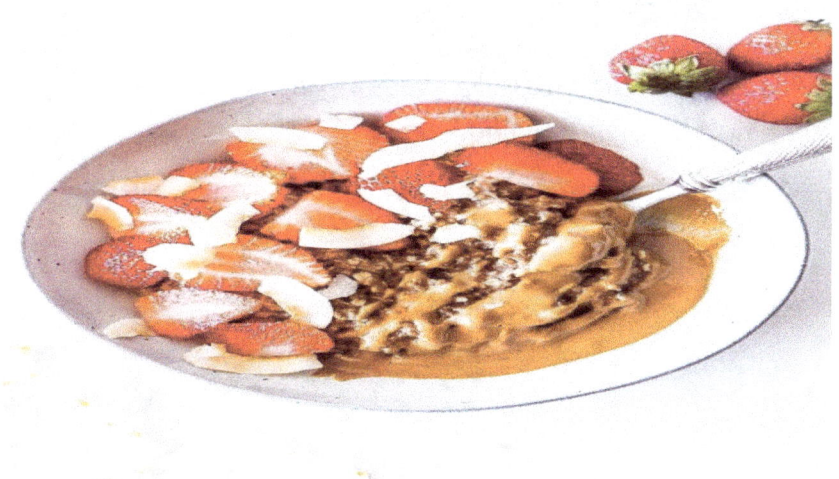

### 16. SZOLGÁLT

- ½ csésze zsírmentes tejföl
- ¼ csésze csökkentett zsírtartalmú majonéz
- 3 evőkanál apróra vágott metélőhagyma
- 1½ teáskanál citromhéj
- 2 teáskanál friss citromlé

1. Egy kis tálban az összes hozzávalót jól összekeverjük.

2. Azonnal tálaljuk, vagy fedjük le és tegyük hűtőbe akár 3 napig.

## 55. Bazsalikomos-koriander pesto

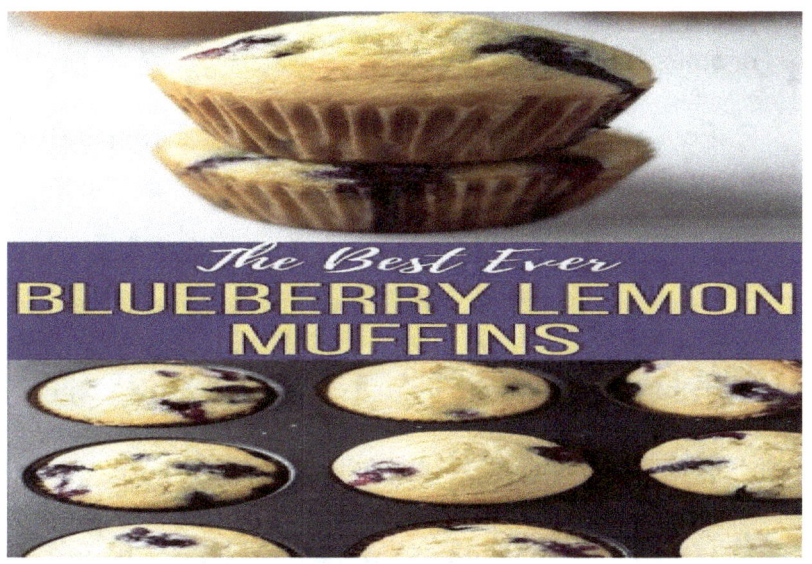

8

- 2 evőkanál fenyőmag
- 1 csésze friss bazsalikomlevél
- 1 csésze friss korianderlevél
- 1 gerezd fokhagyma
- ¼ csésze alacsony nátriumtartalmú csirkehúsleves
- 2 evőkanál olívaolaj
- 2 evőkanál friss citromlé
- ¼ csésze reszelt parmezán sajt

1. A fenyőmagot serpenyőben, közepes lángon, gyakori kevergetés mellett pirítsd meg körülbelül 3 percig, amíg el nem kezdenek aranyszínűvé válni és aromás lesz.

2. Egy robotgépben keverje össze a fenyőmagot, a bazsalikomot, a koriandert és a fokhagymát. Simára dolgozzuk.

3. Adjuk hozzá a húslevest, az olajat és a citromlevet, és dolgozzuk sűrű masszává. Adjuk hozzá a sajtot és a hüvelyeseket, hogy összekeverjük.

4. Azonnal tálaljuk, vagy fedjük le és tegyük hűtőbe akár 3 napig is. A pesto akkor áll meg a legjobban, ha vékony olajréteget öntünk a felületére, hogy a fűszernövények ne oxidálódjanak túl gyorsan.

## 56. Friss paradicsomos-bazsalikom tésztaszósz

- $2\frac{1}{4}$ font szilvaparadicsom
- 2 evőkanál olívaolaj
- 6-8 gerezd fokhagyma, darálva
- 2 közepes hagyma, felkockázva
- 2 evőkanál paradicsompüré
- $\frac{1}{4}$ csésze vörösbor
- 1 evőkanál vörösbor ecet
- $\frac{1}{2}$ csésze apróra vágott friss bazsalikom

1. Helyezzen egy nagy, vízzel teli edényt a tűzhelyre, és forralja fel nagy lángon. Töltsön meg egy nagy keverőedényt jeges vízzel.

2. Ezalatt éles késsel minden paradicsom aljára húzz egy X-et. Blansírozzuk a paradicsomot

forrásban lévő vízben körülbelül 1 percig – lehet, hogy ezt tételesen kell megtenni, egy lyukas kanál segítségével távolítsuk el a kifehéredett paradicsomot.

3. Tegye át a paradicsomot a forrásban lévő vízből a jeges vizes tálba, hogy leállítsa a főzést.

4. Melegítsük fel az olajat egy nagy, nehéz edényben, közepes lángon. Adjuk hozzá a fokhagymát és a hagymát, és főzzük, időnként megkeverve, amíg a hagyma megpuhul, körülbelül 5 percig.

5. Keverjük hozzá a paradicsompürét, és főzzük körülbelül 2 percig. Hozzáadjuk a bort és az ecetet, és kevergetve további 2 percig főzzük.

6. Adjuk hozzá a paradicsomot és a levét, és pároljuk, időnként megkeverve körülbelül 20 percig.

7. Keverje hozzá a bazsalikomot, fűszerezze borssal, és botmixerrel pürésítse, vagy adagonként tegye át a turmixgépbe.

## 57. Bolognai szósz

SZOLGÁLT 4

- 2 evőkanál olívaolaj
- 2 kis sárga hagyma, apróra vágva
- 2 közepes sárgarépa apróra vágva
- 2 szár zeller, apróra vágva
- 1½ kiló sovány darált marhahús
- 1 ½ csésze vörösbor
- 1 csésze alacsony zsírtartalmú tej
- 3 (14 uncia) doboz só nélküli, kockára vágott paradicsom, lével
- ¼ teáskanál őrölt szerecsendió

1. Egy nagy, nehéz edényben közepes-magas lángon hevítsük fel az olajat. Adjuk hozzá a hagymát, a sárgarépát és a zellert, és időnként megkeverve főzzük körülbelül 10 percig, amíg a zöldségek megpuhulnak.

2. Hozzáadjuk a húst, és kevergetve és fakanállal feltörve főzzük, amíg a hús teljesen megpirul, körülbelül 5 percig.

3. Hozzákeverjük a bort, és időnként megkeverve főzzük 20-25 percig, amíg a folyadék nagy része elpárolog.

4. Keverjük hozzá a tejet, és főzzük tovább, időnként megkeverve, további 15 percig, amíg a tej nagy részét el nem fogy.

5. Adjuk hozzá a paradicsomot a levével együtt és a szerecsendiót, és forraljuk fel. Csökkentse a hőt közepesen alacsonyra, és fedő nélkül párolja 3-4 órán át. A szósz akkor van készen, ha sűrű, és a folyadék nagy része elpárolgott.

6. Azonnal tálaljuk, vagy tároljuk a mártást lefedett edényben a hűtőszekrényben legfeljebb 3 napig, vagy a fagyasztóban legfeljebb 3 hónapig.

## 58. Fűszeres földimogyoró szósz

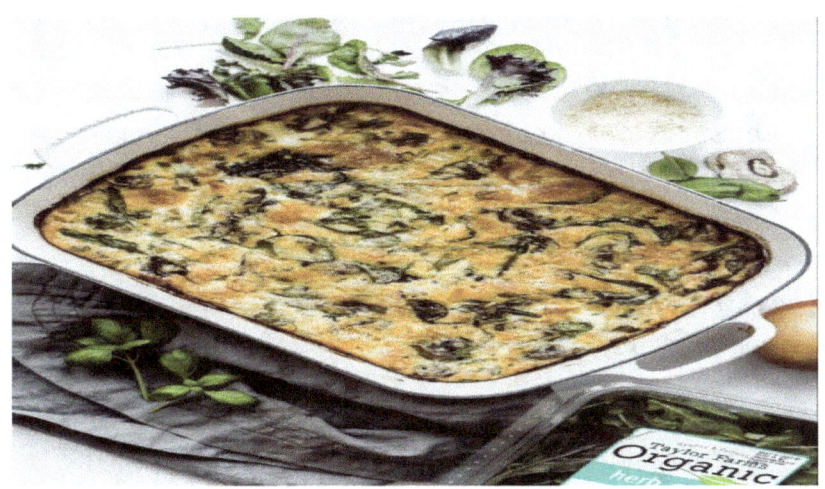

8

- 1 (1 hüvelyk) darab friss gyömbér, meghámozva és durvára vágva
- 1 gerezd fokhagyma, felaprítva
- ⅔ csésze sótlan krémes mogyoróvaj
- 3 evőkanál alacsony nátriumtartalmú szójaszósz
- 3 evőkanál fűszerezetlen rizsecet
- 2 evőkanál csomagolt barna cukor
- 2 teáskanál pirított szezámolaj
- ¼ teáskanál cayenne bors, vagy több, ha szükséges
- 2-3 evőkanál víz, szükség szerint

1. Tegye a gyömbért és a fokhagymát egy konyhai robotgépbe, és aprítsa fel.

2. Adjuk hozzá a mogyoróvajat, a szójaszószt, az ecetet, a cukrot, az olajat és a cayenne-t, és dolgozzuk simára és jól összekeverjük. Kóstoljuk meg, és ízlés szerint ízesítsük további cayenne-vel.

3. Adjon hozzá vizet, egyszerre 1 evőkanál, amíg el nem éri a kívánt állagot.

4. Azonnal tálaljuk, vagy tároljuk a szószt lefedett edényben a hűtőszekrényben, legfeljebb 1 hétig.

## 59. Friss és csillogó Salsa Verde

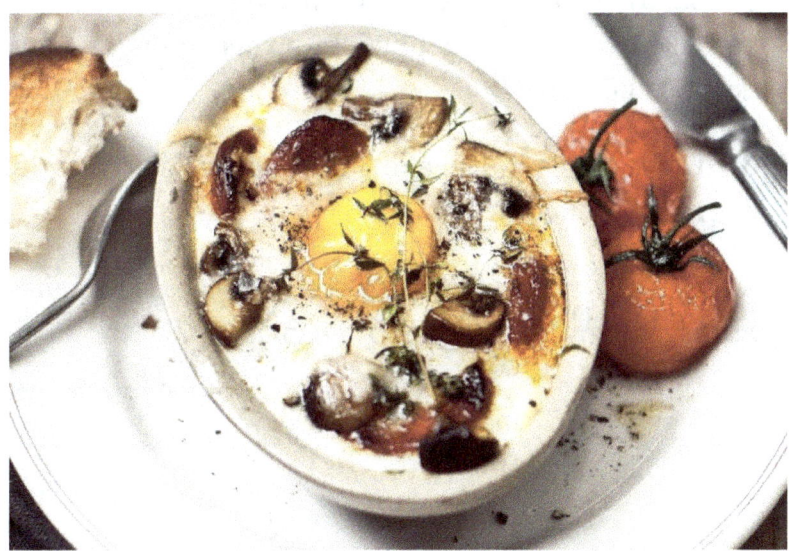

## SZOLGÁLT 4

- 2 (12 uncia) doboz tomatilló, lecsepegtetve
- 1 kis sárga hagyma negyedelve
- ½ csésze friss koriander
- 1 vagy 2 jalapeño
- 1 lime leve
- 1 gerezd fokhagyma
- ¼ teáskanál cukor
- 1 közepes avokádó, kimagozva, meghámozva és felkockázva

1. Tegye a tomatillót, a hagymát, a koriandert, a jalapeñot, a lime levét, a fokhagymát és a cukrot egy konyhai robotgépbe, és forralja fel egy darabos pürét.

2. Tegye át a keveréket egy tálba, és keverje hozzá az avokádót.

3. Azonnal tálaljuk, vagy fedjük le és tegyük hűtőszekrénybe legfeljebb 3 napig.

## 60. Pörkölt fokhagyma és rozmaring krém

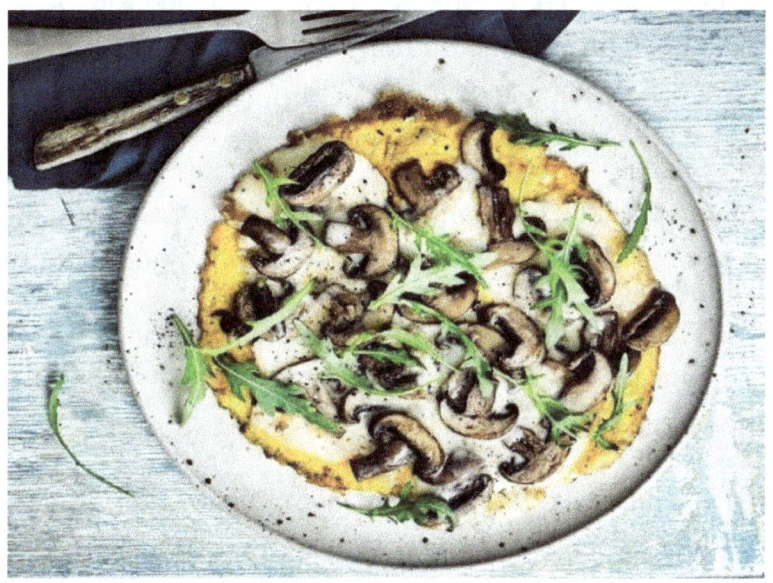

### 6. SZOLGÁLT

- 1 fej fokhagyma
- 3 evőkanál olívaolaj
- 1 evőkanál darált friss rozmaring
- $\frac{1}{4}$ teáskanál frissen őrölt bors
- 3 evőkanál friss citromlé

1. Melegítse elő a sütőt 400°F-ra.

2. Vágja le a fokhagyma tetejét $\frac{1}{2}$ hüvelyknyire úgy, hogy a gerezdek teteje látható legyen. Helyezzük a

fokhagymát egy négyzet alakú alufóliára, és csorgassunk rá 1 evőkanál olajat. Csomagolja be a fokhagymát a fóliába, hagyjon benne egy kis helyet a levegő áramlásához.

3. Süssük a fokhagymát a sütőben 50-60 percig, amíg a gerezdek megpuhulnak és megpirulnak. Vegye ki a fokhagymát a sütőből, és hagyja kihűlni.

4. Ha a fokhagyma eléggé kihűlt ahhoz, hogy kezelni tudja, nyomja ki a gerezdeket a héjából, és helyezze egy kis tálba.

5. Adjuk hozzá a rozmaringot és a borsot, és villával pépesítsük. Keverje hozzá a citromlevet és a maradék 2 evőkanál olajat, és jól keverje össze.

# 61. Grillezett laposhal mangó salsával

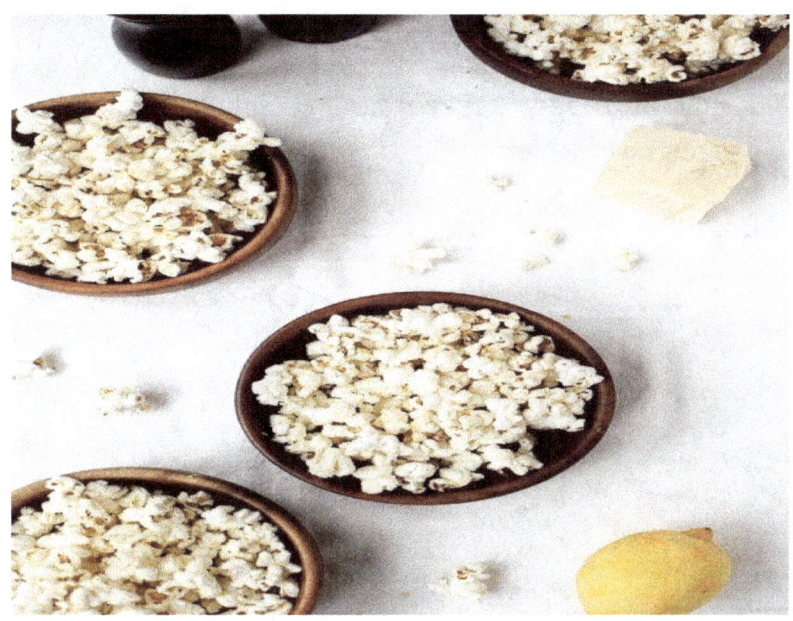

## SZOLGÁLT 4

**A salsához:**
- 2 közepes mangó kimagozva, meghámozva és felkockázva
- 1 közepes piros kaliforniai paprika kimagozva és felkockázva
- 2 zöldhagyma, vékonyra szeletelve
- 2 jalapeño kimagozva és felkockázva
- 1 gerezd fokhagyma, felaprítva
- 2 lime leve
- 1 evőkanál apróra vágott friss oregánó

**A salsa elkészítéséhez:**

1. Egy közepes keverőtálban keverje össze az összes hozzávalót.

2. Jól keverjük össze.

## 62. Sült lazac koriander pestóval

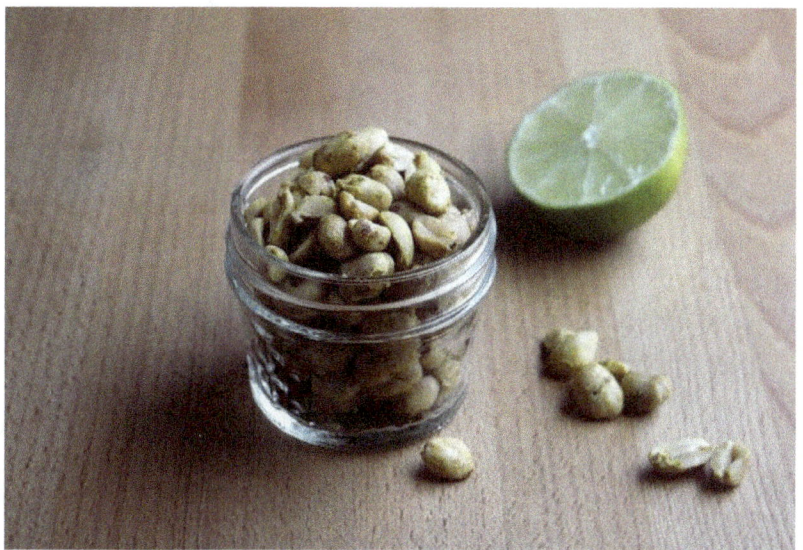

**SZOLGÁLT 4**

A pestohoz:
- 2 gerezd fokhagyma
- 1 csésze friss korianderlevél
- ⅓ csésze (1½ uncia) reszelt parmezán sajt
- 1 teáskanál lime héja
- 2 evőkanál friss limelé
- 2 evőkanál olívaolaj

A halhoz:
- Főző spray
- 4 (6 uncia) lazacfilé, bőrrel
- ¼ teáskanál frissen őrölt bors

**A pesto elkészítéséhez:**

1. Tegye a fokhagymát egy konyhai robotgépbe, és aprítsa fel. Hozzáadjuk a koriandert, a sajtot, a lime héját és a lime levét, és apróra vágjuk.

2. Működő processzor mellett csepegtesse bele az olajat, amíg jól össze nem áll.

**A hal elkészítéséhez:**

1. Kenjünk be egy tapadásmentes serpenyőt főzőpermettel, és melegítsük közepesen magas lángon. A lazacot megszórjuk borssal, és bőrével lefelé helyezzük a tepsibe. Főzzük a lazacot, amíg a bőre barnulni kezd, 5-6 percig.

2. Fordítsa meg a halat, és süsse meg a másik oldalát is, amíg a hal meg nem sül, és villával könnyen pelyhesedik, még körülbelül 6 percig.

3. Azonnal tálaljuk, a tetejére teszünk egy kanál pestót.

## 63. Pekándiós mézes-dijoni lazac

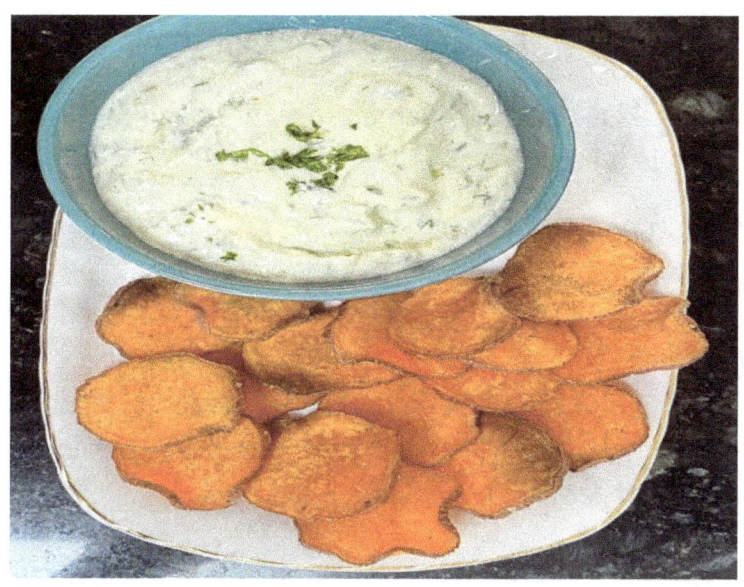

## 6. SZOLGÁLT

- Főző spray
- 3 evőkanál dijoni mustár
- 1 evőkanál olívaolaj
- 1 evőkanál méz
- ½ csésze finomra vágott pekándió
- ½ csésze friss zsemlemorzsa
- 6 (4 uncia) lazac filé
- 1 evőkanál darált friss petrezselyem, díszítéshez

1. Melegítse elő a sütőt 400°F-ra.

2. Fújjon be enyhén főzőspray-vel egy nagy tepsit.

3. Egy kis tálban keverjük össze a mustárt, az olajat és a mézet.

4. Egy külön kis tálban keverjük össze a pekándiót és a zsemlemorzsát.

5. Rendezzük el a filéket egy nagy tepsiben. A filéket először megkenjük a mézes-mustáros keverékkel, majd a tetejére kenjük a pekándió keveréket, egyenlő arányban elosztva.

6. Süssük a lazacot a sütőben, amíg meg nem fő és villával könnyen pelyhesedik, körülbelül 15 percig.

7. Azonnal tálaljuk, petrezselyemmel díszítve.

## 64. Sült pisztráng koktélparadicsommal

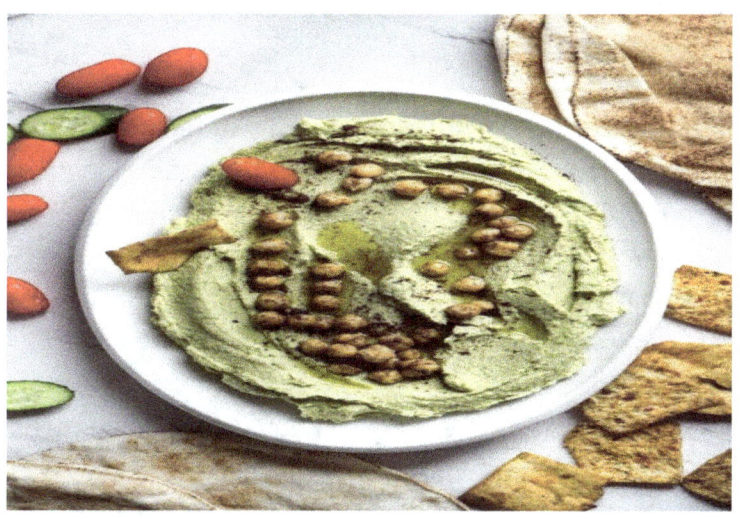

**SZOLGÁLT 4**

- 2 szelet bacon
- 1 pint koktélparadicsom félbevágva
- 1 gerezd fokhagyma, felaprítva
- 1 teáskanál frissen őrölt bors
- 1 evőkanál darált friss kakukkfű
- Főző spray
- 4 (6 uncia) pisztrángfilé
- 4 szelet citrom, a díszítéshez

1. Melegíts fel egy közepes serpenyőt közepesen magas lángon. Hozzáadjuk a szalonnát, és egyszer megforgatva ropogósra főzzük 5-7 percig. A szalonnát papírtörlővel bélelt tányérra tesszük

lecsepegni, majd morzsoljuk össze. Körülbelül 1 evőkanál szalonnazsír kivételével csepegtessük le a serpenyőből.

2. Adja hozzá a paradicsomot, a fokhagymát és a $\frac{1}{2}$ teáskanálnyi borsot a serpenyőbe, és keverés közben főzze addig, amíg a paradicsom elkezd szétesni, körülbelül 3 percig. A serpenyőt levesszük a tűzről, belekeverjük a morzsolt szalonnát és a kakukkfüvet.

3. Permetezzen be egy nagy tapadásmentes serpenyőt főzőpermettel, és melegítse fel közepesen magas lángon. Szórja meg a fennmaradó $\frac{1}{2}$ teáskanál borsot a halra, és tegye a serpenyőbe (lehet, hogy a halat két adagban kell megfőznie, hogy elkerülje a serpenyő túlzsúfoltságát). A halat egyszer megforgatva főzzük, amíg meg nem fő, és villával könnyen pelyhesedik, oldalanként 2-3 percig.

4. Tegye a halfiléket a tálaló tányérokra, és tálalja a paradicsomkeverékkel és a citromkarikákkal az oldalán.

## 65. Fish Tacos Chipotle krémmel

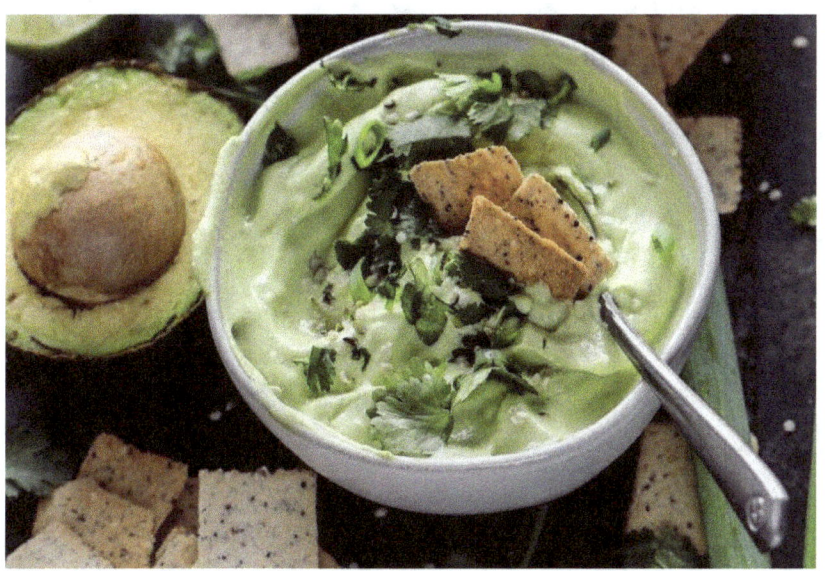

### SZOLGÁLT 4

**A chipotle krémhez:**
- 3 evőkanál csökkentett zsírtartalmú majonéz
- 3 evőkanál csökkentett zsírtartalmú tejföl
- 1 teáskanál őrölt chipotle
- 1 teáskanál lime héja
- 1½ teáskanál friss limelé
- ¼ csésze apróra vágott friss koriander

**A tacohoz:**
- 1 teáskanál őrölt kömény
- 1 teáskanál őrölt koriander
- 1 teáskanál enyhe chili por
- ½ teáskanál füstölt paprika
- ⅛ teáskanál fokhagymapor

- 1½ kiló vörös snapper filé, 2 hüvelykes csíkokra vágva
- Főző spray
- 8 (6 hüvelykes) kukorica tortilla
- 2 csésze reszelt káposzta

**A chipotle krém elkészítéséhez:**

1. Keverje össze az összes hozzávalót, és jól keverje össze.

## 66. Fűszeres grillezett garnéla nyárs

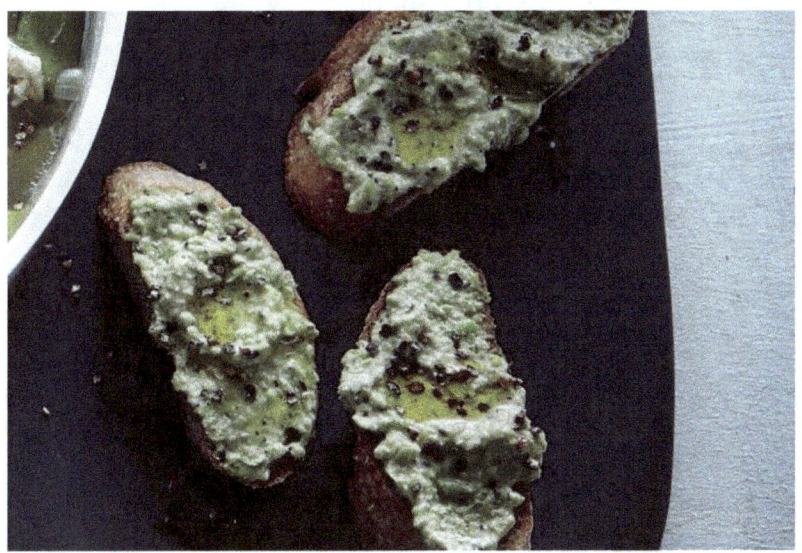

**SZOLGÁLT 4**

**Az uborkasalátához:**
- 2 közepes uborka, meghámozva, kimagozva és felkockázva
- ½ csésze durvára vágott sózatlan pörkölt kesudió
- 2 zöldhagyma, vékonyra szeletelve
- 2 evőkanál olívaolaj
- 1 evőkanál friss citromlé
- ¼ csésze apróra vágott friss lapos petrezselyem

**A garnélarákhoz:**
- 1 nagy serrano chili kimagozva és apróra vágva
- 1 evőkanál olívaolaj

- 1 teáskanál őrölt kömény
- 1 teáskanál őrölt chili por
- 1-1,5 font garnélarák, meghámozva és kihámozva

**Az uborkasaláta elkészítéséhez:**

1. Egy nagy tálban dobd össze az uborkát, a kesudiót, a zöldhagymát, az olajat, a citromlevet és a petrezselymet.

**A garnélarák elkészítéséhez:**

1. Melegítse elő a grillt közepesen magasra.

2. Áztass be vízbe 4 fa nyársat.

3. Egy nagy tálban keverje össze a serrano chilit, az olajat, a köményt és a chiliport. Adjuk hozzá a garnélarákot a tálba, és dobjuk bevonni.

4. Fűzzük a garnélarákot a nyársra.

5. Grillezze a garnélarákokat oldalanként körülbelül 3 percig, amíg rózsaszínűek és átsülnek.

## 67. Spagetti sült garnélarákkal

SZOLGÁLT 4
- 12 uncia szárított spagetti
- 1 evőkanál olívaolaj
- 3 evőkanál apróra vágott friss petrezselyem
- $1\frac{1}{2}$ font jumbo garnélarák, meghámozva és kivágva
- 2 evőkanál sótlan vaj, olvasztott
- 2 gerezd fokhagyma, darálva
- $\frac{1}{4}$ teáskanál frissen őrölt bors
- 2 evőkanál friss citromlé

1. Melegítsük elő a brojlert.

2. Főzzük meg a spagettit a csomagolási utasítás szerint (a só elhagyásával). Csatorna.

3. Dobd meg a spagettit az olajjal és 2 evőkanál petrezselyemmel, fedd le, és tartsd melegen.

4. Egy nagy tepsibe dobja a garnélarákot a vajjal, a fokhagymával és a borssal. Pároljuk a broiler alatt, egyszer megforgatva, amíg a garnélarák rózsaszínű nem lesz és átsül, oldalanként 2-3 percig. Vegyük ki a garnélarákot a broilerből, és öntsük fel citromlével.

5. Osszuk el egyenletesen a spagettit 4 sekély tálba. A tetejére rátesszük a garnélarákot, egyenlően elosztva. Minden adagra kanalazunk egy kis szószt a tepsiből, és azonnal tálaljuk, a maradék 1 evőkanál petrezselyemmel díszítve.

## 68. Sült tengeri kagyló

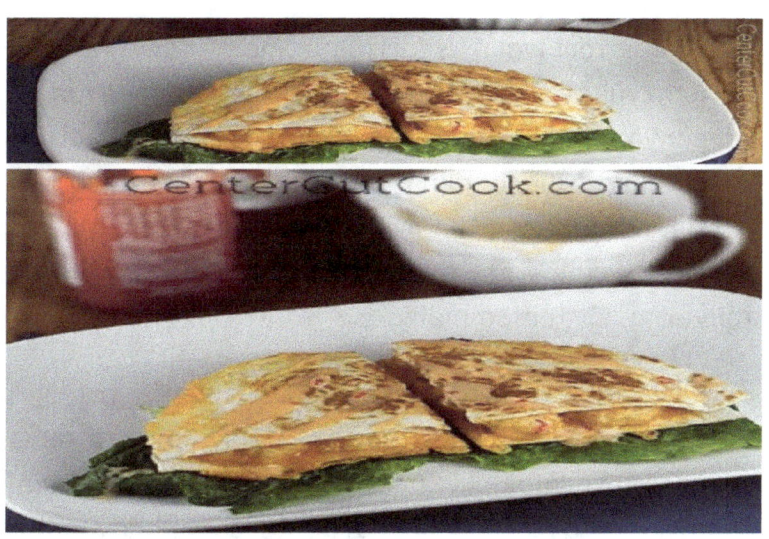

**SZOLGÁLT 4**

- 3 evőkanál sótlan vaj
- 1½ font jumbo tengeri kagyló
- ¼ teáskanál frissen őrölt bors
- 1 teáskanál darált friss fokhagyma
- 3 evőkanál friss citromlé
- 2 (5 uncia) csomag bébispenót
- ¼ teáskanál paprika
- ⅛ teáskanál cayenne bors
- 2 evőkanál alacsony nátriumtartalmú csirkehúsleves
- ¼ csésze fenyőmag, pirítva

1. Egy nagy serpenyőben, közepesen magas lángon olvassz fel 2 evőkanál vajat.

2. Papírtörlővel szárítsa meg a tengeri herkentyűket, ízesítse borssal, majd tegyük a serpenyőbe. Süssük szép aranybarnára az alját, körülbelül 2 perc alatt, majd fordítsuk meg, és süssük aranybarnára a második oldalukat, még kb. 2 percig. Tegye át a tengeri herkentyűket egy tányérra, és tartsa melegen.

3. Olvasszuk fel a maradék 1 evőkanál vajat a serpenyőben, és adjuk hozzá a fokhagymát és a spenótot. Körülbelül 2 percig főzzük, amíg meg nem fonnyad. Vegye ki a spenótot és a fokhagymát a serpenyőből, és tartsa melegen.

4. Adja hozzá a citromlevet, a paprikát és a cayenne-t a serpenyőbe, és párolja körülbelül 15 másodpercig.

5. Adjuk hozzá a húslevest. Pároljuk, a serpenyőből kikaparva a darabokat körülbelül 3 percig, amíg a szósz el nem fogy.

6. Tegye vissza a tengeri herkentyűket a levével együtt a serpenyőbe, és lassú tűzön főzze, amíg át nem melegszik.

7. A spenótot 4 tálalótányérra rendezzük, egyenlően elosztva. Mindegyik tetejét megkenjük

kagylóval, egyenlően elosztva. Öntsük a szószt a tengeri herkentyűkre, és szórjuk a tetejére a fenyőmagot. Azonnal tálaljuk.

## 69. Rák sütemények pirospaprikával Aioli

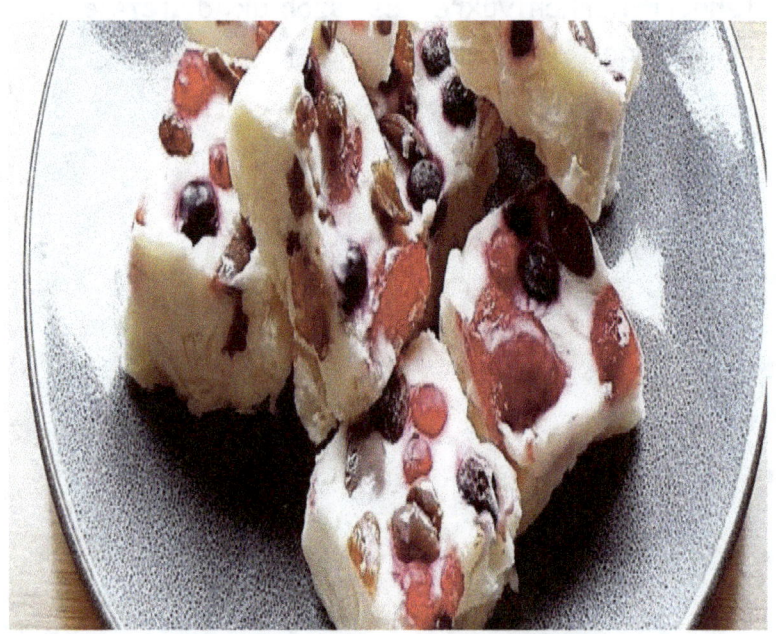

SZOLGÁLT 4

A rákos süteményekhez:
- ½ csésze panko zsemlemorzsa
- 1 tojás
- 1 tojásfehérje, felvert
- 2 zöldhagyma, vékonyra szeletelve
- 2 evőkanál finomra vágott piros kaliforniai paprika
- 2 evőkanál darált friss petrezselyem
- 1 evőkanál csökkentett zsírtartalmú majonéz
- ½ lime leve
- 1 teáskanál Old Bay fűszerezés
- ½ teáskanál frissen őrölt bors

- 9 uncia darabos rákhús
- Főző spray

**Az aiolihoz:**
- ¼ csésze zsírmentes sima görög joghurt
- 2 evőkanál csökkentett zsírtartalmú majonéz
- ¼ csésze üveges, sült piros kaliforniai paprika (vízbe csomagolva), lecsepegtetve, kimagozva és apróra vágva

**A rákos sütemények elkészítéséhez:**

1. Egy nagy keverőtálban keverje össze a zsemlemorzsát, a tojást, a tojásfehérjét, a zöldhagymát, a kaliforniai paprikát, a petrezselymet, a majonézt, a lime levét, az Old Bay fűszerkeveréket és a borsot, és jól keverje össze.

2. Kezével óvatosan hajtsa bele a rákhúst, ügyelve arra, hogy ne törje szét a nagy darabokat.

3. Formázz 8 egyforma méretű pogácsát, és tedd hűtőbe 30-60 percre.

4. A kihűlt rákpogácsákat a tepsire helyezzük, és enyhén meglocsoljuk főzőpermettel. Mindkét oldalát körülbelül 10 percig sütjük.

## 70. Romesco szósz

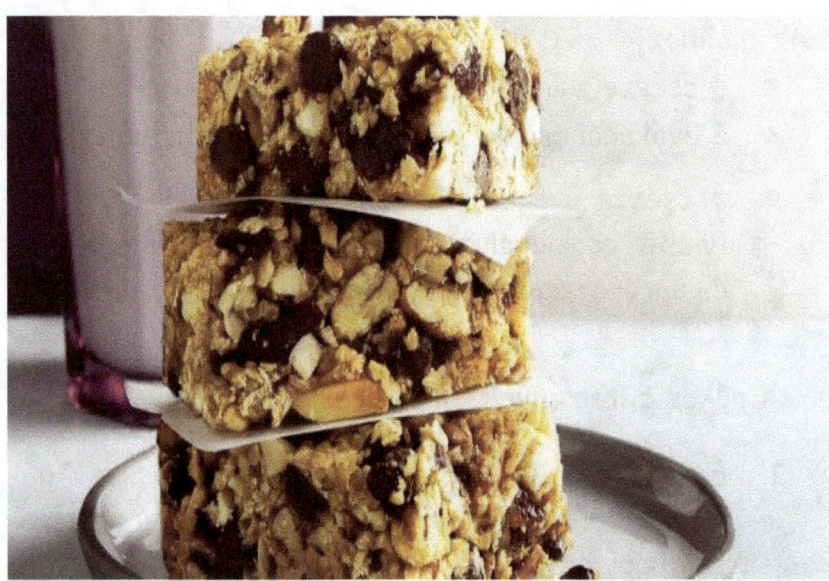

**A szószhoz:**
- 1 (7 uncia) üveg sült pirospaprika (vízbe csomagolva), lecsepegtetve
- 2 nagy paradicsom, negyedelve
- ¼ csésze sózatlan mandula, pirítva
- 2 gerezd fokhagyma
- 2 evőkanál darált friss petrezselyem
- 1 evőkanál sherry ecet
- 1 teáskanál paprika
- ½ teáskanál frissen őrölt bors
- 2 evőkanál olívaolaj

**A szósz elkészítéséhez:**

1. A pirospaprikát, a paradicsomot, a mandulát, a fokhagymát, a petrezselymet, az ecetet, a paprikát és a borsot aprítógépben összedolgozzuk, és elég sima masszává dolgozzuk.

2. Működő processzor mellett csepegtessük bele az olajat, és addig dolgozzuk, amíg jól össze nem áll. Ha a keverék túl sűrű, adjon hozzá egyenként 1 evőkanál vizet a kívánt állag eléréséhez.

## LEVESEK, CHILI ÉS PÁRKÁSOK

71. Sült paradicsomleves mentával

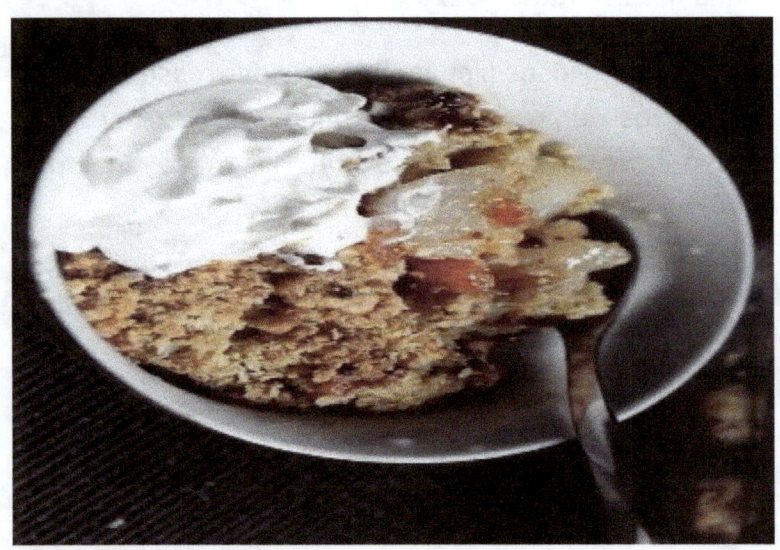

**SZOLGÁLT 4**
- 3 kiló szilvás paradicsom, hosszában félbevágva
- 1 nagy sárga hagyma, apróra vágva
- 4 gerezd fokhagyma, felaprítva
- 2 evőkanál olívaolaj
- 1 teáskanál frissen őrölt bors
- 6 csésze alacsony nátriumtartalmú csirke- vagy zöldségleves
- 1 citrom leve
- 1 csésze apróra vágott friss menta

1. Melegítse elő a sütőt 400°F-ra.

2. Egy nagy tepsiben dobd meg a paradicsomot, a hagymát és a fokhagymát olajjal és borssal. Egy rétegben terítsük szét a paradicsomokat, vágott oldalukkal felfelé, és süssük a sütőben, amíg nagyon megpuhulnak, körülbelül 45 percig.

3. A zöldségeket aprítógépbe vagy turmixgépbe tesszük, és simára pürésítjük.

4. Öntsük a pürét egy nagy fazékba, öntsük hozzá a húslevest, és forraljuk fel közepesen magas lángon. Hozzákeverjük a citromlevet, és átforrósítjuk.

5. Keverje hozzá a mentát, és azonnal tálalja. Ez a leves lefedve hűtőszekrényben legfeljebb 1 hétig, fagyasztóban pedig legfeljebb 3 hónapig eláll.

## 72. Zöld leves kecskesajttal

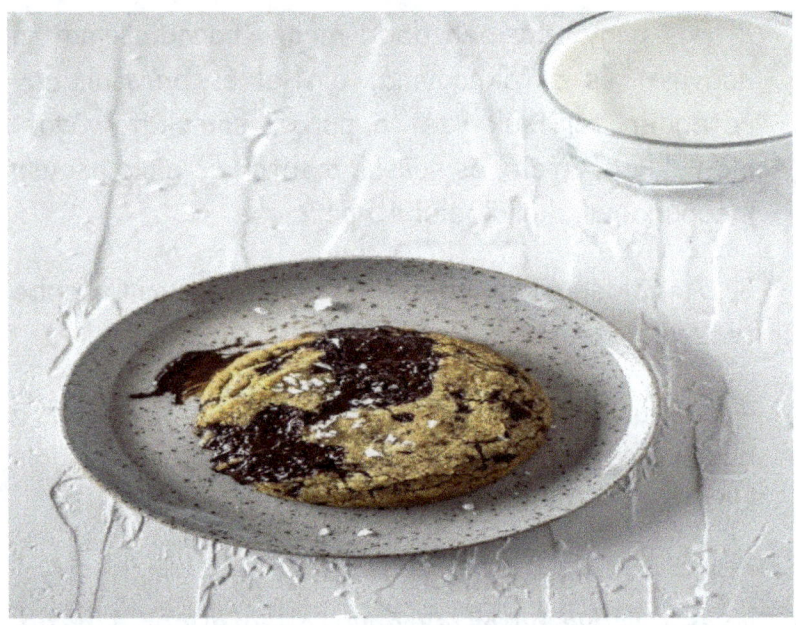

**SZOLGÁLT 4**
- 1 evőkanál extra szűz olívaolaj
- 2 póréhagyma, zöld és világoszöld részek
- 2 evőkanál sherry
- 4 csésze alacsony nátriumtartalmú zöldségleves
- 2 csésze víz
- 1 burgonya, meghámozva és felkockázva
- 1 kiló spenótlevél
- 2 csésze vízitorma
- 2 csésze sóska
- ¼ teáskanál cayenne bors
- ½ csésze morzsolt kecskesajt
- 2 evőkanál sótlan vaj

- Frissen őrölt bors

1. Melegítsd fel az olajat egy nagy lábasban közepes-magas lángon. Hozzáadjuk a póréhagymát, és gyakran kevergetve kb. 5 perc alatt puhára főzzük.

2. Hozzáadjuk a sherryt, és kevergetve addig főzzük, amíg a folyadék el nem párolog.

3. Adjuk hozzá a levest, a vizet és a kockára vágott burgonyát, és forraljuk fel. Csökkentse a hőt alacsonyra, és fedő nélkül párolja körülbelül 15 percig, amíg a burgonyadarabok megpuhulnak.

4. Keverje hozzá a spenótot, a vízitormát, a sóskát és a cayenne-t. Főzzük lefedve körülbelül 5 percig, amíg a spenót megpuhul.

5. Vegyük le az edényt a tűzről, adjuk hozzá a kecskesajtot és a vajat, és addig keverjük, amíg jól össze nem keverednek.

6. Turmixgépben vagy adagokban turmixgépben pürésítse a levest simára. Melegítse újra, ha szükséges.

## 73. Currys édesburgonya leves

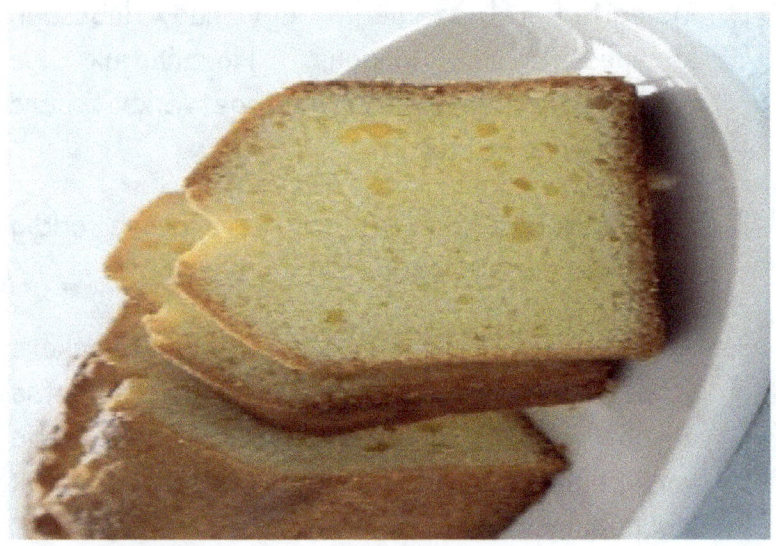

**SZOLGÁLT 4**

- 1 evőkanál olívaolaj
- 1 közepes vöröshagyma, apróra vágva
- 3 csésze víz
- 1½ csésze alacsony nátriumtartalmú zöldség- vagy csirkehúsleves
- 2 nagy édesburgonya, meghámozva és felkockázva
- 2 nagy sárgarépa, szeletelve
- 1 evőkanál darált hámozott friss gyömbér
- 1 evőkanál curry por

- Frissen őrölt bors

1. Melegítse fel az olajat egy nagy edényben közepesen magas lángon. Adjuk hozzá a hagymát, és főzzük gyakran kevergetve puhára, körülbelül 5 perc alatt.

2. Adjuk hozzá a vizet, a húslevest, az édesburgonyát, a sárgarépát, a gyömbért és a curryport. Forraljuk fel, mérsékeljük a lángot közepesen alacsonyra, és fedő nélkül pároljuk, amíg a zöldségek megpuhulnak, körülbelül 20 percig.

3. Merülő turmixgépben vagy adagokban egy turmixgépben pürésítse a keveréket. Ha túl sűrű a leves, adjunk hozzá még egy kis levest.

4. Ha szükséges, melegítse fel a levest. Ízesítsük borssal és azonnal tálaljuk. A leves hűtőszekrényben legfeljebb 1 hétig, fagyasztóban pedig legfeljebb 3 hónapig eláll.

## 74. Füstös vöröslencse leves

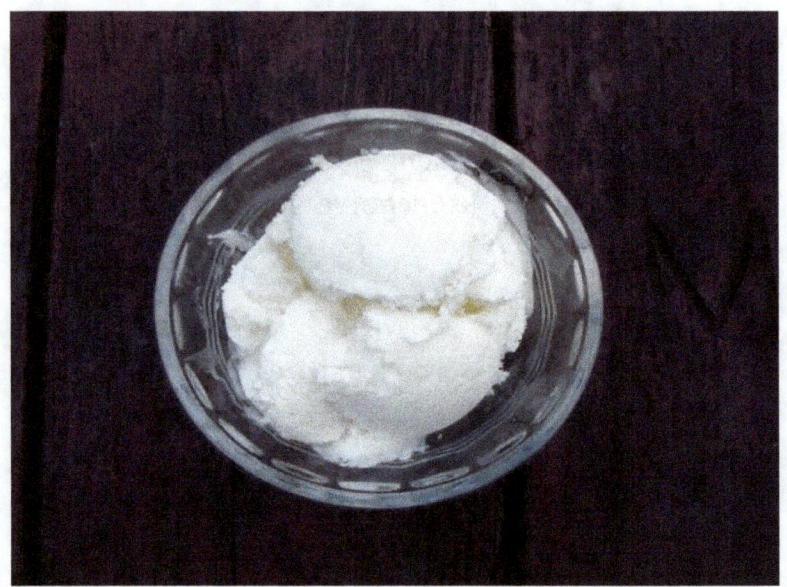

**SZOLGÁLT 4**
- 1 evőkanál olívaolaj
- 1 közepes hagyma, felkockázva
- 2 gerezd fokhagyma, darálva
- 2 teáskanál őrölt kömény
- 2 teáskanál füstölt paprika
- 1 teáskanál édes paprika
- 1 teáskanál őrölt kurkuma
- ¼ teáskanál őrölt fahéj
- 2 közepes sárgarépa, szeletelve
- 7 csésze alacsony nátriumtartalmú zöldségleves
- 1½ csésze száraz vöröslencse

- 1 (14 uncia) doboz só nélküli kockára vágott paradicsom lével
- 1 citrom leve
- Citromszeletek, díszítéshez
- ¼ csésze darált friss petrezselyem, díszítéshez

1. Melegítse fel az olajat egy nagy edényben közepesen magas lángon. Adjuk hozzá a hagymát és a fokhagymát, és pároljuk, gyakran kevergetve, amíg a hagyma megpuhul, körülbelül 5 percig.

2. Hozzákeverjük a köményt, a füstölt és édes paprikát, a kurkumát és a fahéjat, és kevergetve 1 percig főzzük.

3. Adjuk hozzá a sárgarépát, a húslevest és a lencsét. Forraljuk fel a folyadékot, mérsékeljük a lángot közepesen alacsonyra, és fedő nélkül pároljuk 30-35 percig, amíg a lencse megpuhul.

4. Adjuk hozzá a paradicsomot a levével együtt, és főzzük még 10 percig.

5. Közvetlenül tálalás előtt keverje hozzá a citromlevet.

## 75. Krémes brokkolis-sajt leves

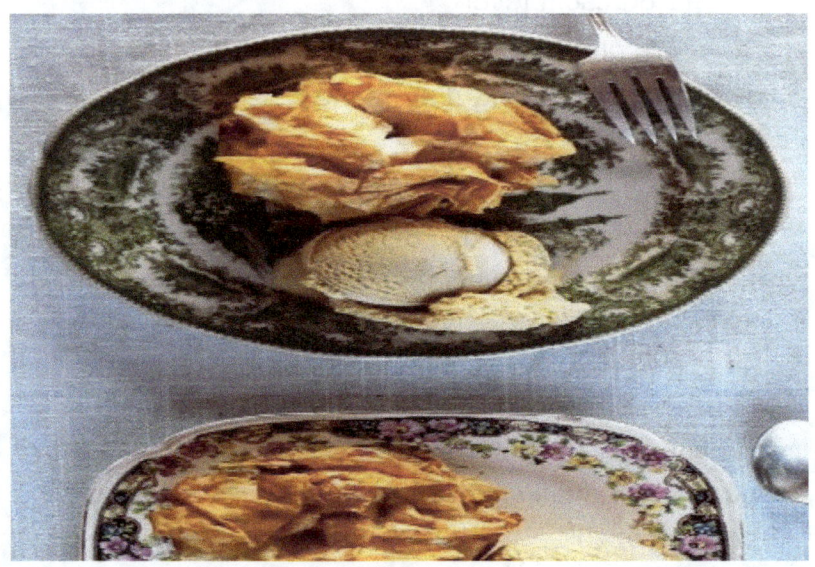

**SZOLGÁLT 4**

- 1 evőkanál olívaolaj
- 1 fej brokkoli, szárát meghámozzuk és felaprítjuk, a virágokat szétválasztjuk
- 1 közepes hagyma, felkockázva
- 8 uncia újburgonya kockára vágva
- ¼ csésze univerzális liszt
- 3½ csésze alacsony nátriumtartalmú csirke- vagy zöldségleves
- ¼ teáskanál frissen reszelt szerecsendió
- 1 csésze reszelt csökkentett zsírtartalmú cheddar sajt
- 1 (12 uncia) doboz zsírmentes párolt tej
- 1 teáskanál Worcestershire szósz

- $\frac{1}{2}$ teáskanál frissen őrölt bors
- 2 zöldhagyma, vékonyra szeletelve

1. Melegítse fel az olajat egy nagy edényben közepes lángon. Adjuk hozzá a brokkoli szárát, a hagymát és a burgonyát. Főzzük gyakran kevergetve, amíg a zöldségek el nem kezdenek puhulni, körülbelül 10 percig.

2. Az edénybe szórjuk a lisztet, és folyamatos keverés mellett főzzük, amíg enyhén diós aromát nem kezd kiadni, kb. 2 percig.

3. Adjuk hozzá a húslevest és forraljuk fel. Csökkentse a lángot közepesen alacsonyra, és időnként megkeverve főzzük körülbelül 15 percig, amíg a zöldségek megpuhulnak. Adjuk hozzá a brokkoli rózsákat, és főzzük még körülbelül 5 percig, amíg a virágok megpuhulnak.

4. Szórjuk bele a szerecsendiót, és keverjük össze.

5. Vegyük le az edényt a tűzről, és keverjük hozzá a sajtot, a tejet, a Worcestershire szószt és a borsot.

6. A levest pürésítse botmixerrel, vagy adagonként hagyományos turmixgépben vagy konyhai robotgépben.

7. Zöldhagymával díszítve azonnal tálaljuk.

## 76. Citromos csirke tészta leves

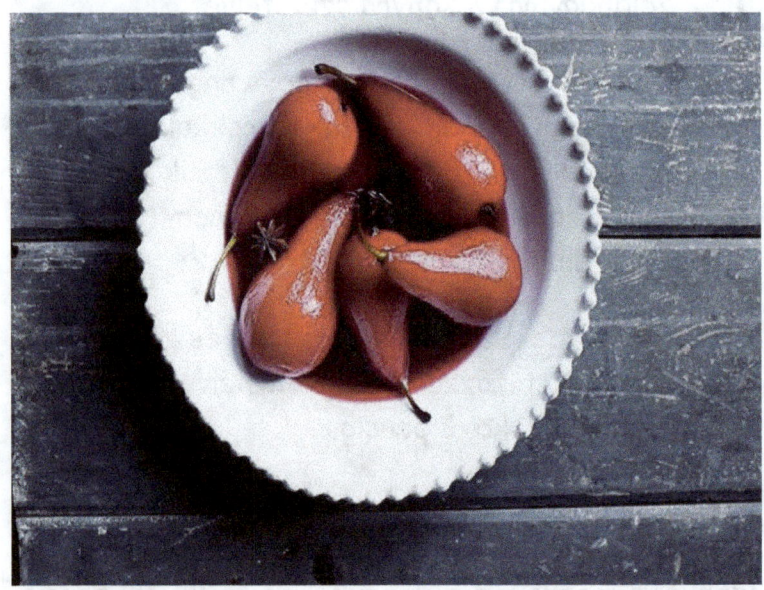

**SZOLGÁLT 4**

- 6 csésze alacsony nátriumtartalmú csirkehúsleves
- 2 csésze víz
- 1⅓ csésze apróra vágott sárgarépa
- 1¼ csésze apróra vágott hagyma
- 1 csésze apróra vágott zeller
- 1 kiló főtt csirkemell, felaprítva vagy kockára vágva
- 8 uncia szárított tojásos tészta, a csomagolás utasításai szerint főzve

- ¼ csésze apróra vágott friss lapos petrezselyem
- 1 citrom héja és leve

1. Egy nagy fazékban közepesen magas lángon keverje össze a húslevest, a vizet, a sárgarépát, a hagymát és a zellert, és forralja fel. Csökkentse a hőt közepesen alacsonyra, és lefedve pároljuk, amíg a zöldségek megpuhulnak, körülbelül 20 percig.

2. Adjuk hozzá a csirkét és a tésztát, és pároljuk, amíg át nem melegszik, körülbelül 3 percig.

3. Keverje hozzá a petrezselymet, a citromhéjat és a citromlevet. Azonnal tálaljuk.

# 77. Fehér bab és zöld leves

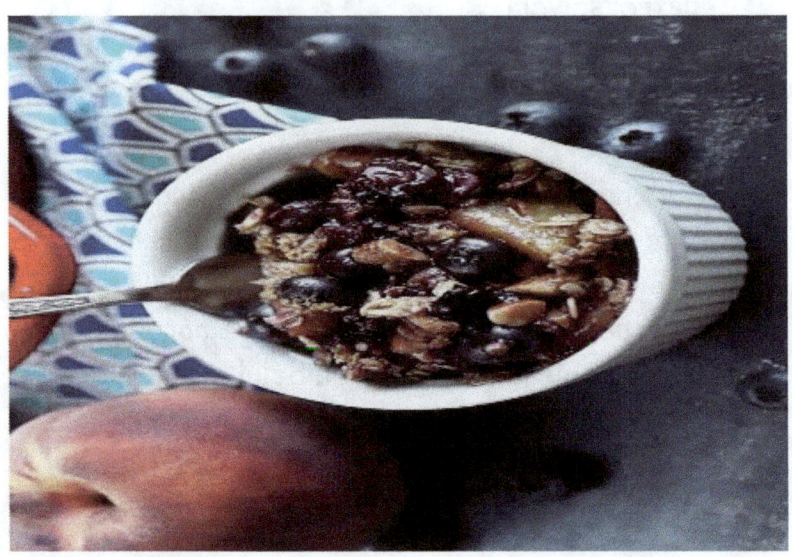

## 6. SZOLGÁLT
- 2 evőkanál olívaolaj
- 1 közepes hagyma, felkockázva
- 2 gerezd fokhagyma, darálva
- 2 szár zeller, szeletelve
- 2 közepes sárgarépa, szeletelve
- 6 uncia spanyol stílusú chorizo vagy andouille kolbász, kockára vágva
- 1 csokor kelkáposzta, apróra vágva
- 4 csésze alacsony nátriumtartalmú csirkehúsleves
- 1 (14 uncia) doboz só nélküli kockára vágott paradicsom lével

- 1 (15 uncia) doboz fehér bab, például cannellini vagy nagy északi bab, lecsepegtetve és leöblítve
- ½ teáskanál frissen őrölt bors

1. Melegítse fel az olajat egy nagy edényben közepesen magas lángon. Adjuk hozzá a hagymát és a fokhagymát, és főzzük gyakran kevergetve, amíg a hagyma megpuhul, körülbelül 5 percig.

2. Hozzáadjuk a zellert, a sárgarépát és a kolbászt, és időnként megkeverve főzzük még 3 percig. Belekeverjük a kelkáposztát.

3. Adjuk hozzá a húslevest, a paradicsomot a levével, a babot és a borsot, és forraljuk fel. Csökkentse a hőt közepesen alacsonyra, és lefedve párolja 15-20 percig, amíg a zöldségek megpuhulnak. Azonnal tálaljuk.

# 78. Fűszeres csirke-chipotle tortillaleves

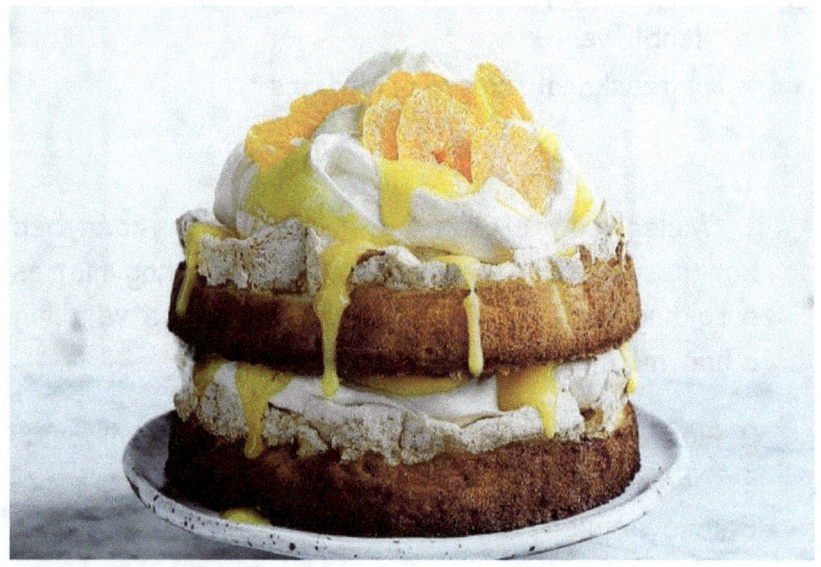

**SZOLGÁLT 4**
- 2 szelet pulyka szalonna
- 1 evőkanál olívaolaj
- 1 kis sárga hagyma, felkockázva
- 2 gerezd fokhagyma, darálva
- ¾ font csirkemell kockára vágva
- 1 teáskanál chipotle chili por
- 1 teáskanál őrölt kömény
- 3 csésze alacsony nátriumtartalmú csirkehúsleves
- 1 csésze víz
- 1 (14 uncia) konzerv só nélküli zúzott paradicsom, lével
- 1 lime leve

- 1 csésze zúzott alacsony nátriumtartalmú sült tortilla chips
- $\frac{1}{4}$ csésze apróra vágott friss koriander, díszítéshez

1. Egy nagy lábasban, közepesen magas lángon süsd ropogósra a pulyka szalonnát. A szalonnát papírtörlőn leszűrjük, összemorzsoljuk és félretesszük.

2. Ugyanabban az edényben melegítse fel az olajat közepesen magas lángon. Adjuk hozzá a hagymát és a fokhagymát, és kevergetve főzzük, amíg a hagyma megpuhul, körülbelül 5 percig.

3. Adjuk hozzá a csirkét, és keverés közben főzzük körülbelül 2 percig, amíg a csirke átlátszatlan nem lesz.

4. Adjuk hozzá a chiliport és a köményt, és főzzük még körülbelül 30 másodpercig.

5. Adjuk hozzá a húslevest, a vizet, a paradicsomot a levével és a főtt pulykasalonnát, és forraljuk fel. Csökkentse a hőt közepesre, fedje le, és főzze körülbelül 5 percig. Keverjük hozzá a lime levét.

6. A tálaláshoz osszuk szét a tört tortilla chipseket 4 levesestál között, öntsük a levest a tetejére, és díszítsük korianderrel.

## 79. Vietnami marhahús tésztaleves

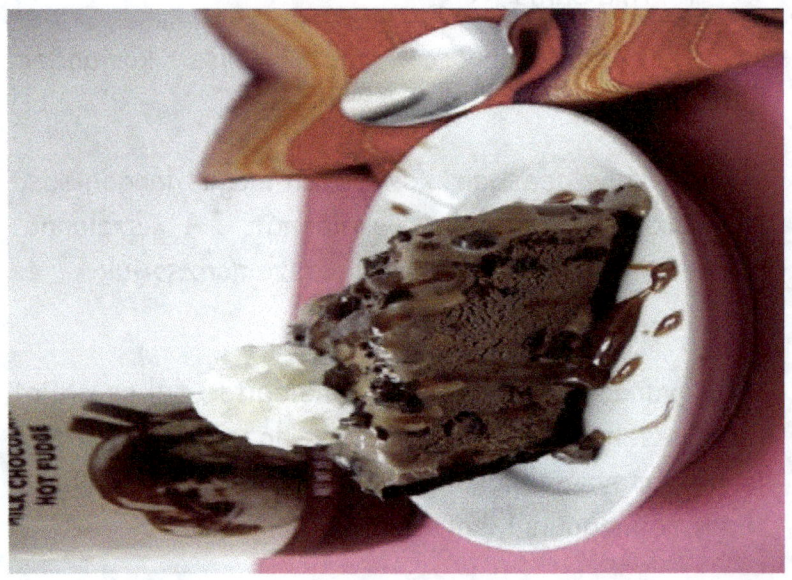

**SZOLGÁLT 4**

**A leveshez:**
- 6 csésze alacsony nátriumtartalmú marhahúsleves
- 2 csésze víz
- 1 nagy vöröshagyma, vékonyra szeletelve
- 5 (½ hüvelyk vastag) szelet hámozott friss gyömbér
- 1 evőkanál halszósz
- 3 nagy gerezd fokhagyma félbevágva
- 2 csillagánizs hüvely
- 1 teáskanál egész szegfűszeg
- 1 kilós oldalszelet, vágva, keresztben nagyon vékonyra szeletelve

- 8 uncia babszálas tészta, a csomagolási utasítások szerint főzve

**A köretekhez:**
- 1½ csésze babcsíra
- 1 csésze friss menta
- 1 csésze friss bazsalikom
- 1 csésze friss koriander
- 2 lime, szeletekre vágva
- 3 piros vagy zöld jalapeño, vékonyra szeletelve
- 3 zöldhagyma, vékonyra szeletelve

**A leves elkészítéséhez:**

1. Egy nagy fazékban közepesen magas lángon keverje össze a húslevest, a vizet, a hagymát, a gyömbért, a halszószt, a fokhagymát, a csillagánizst és a szegfűszeget, és forralja fel. Csökkentse a hőt közepesen alacsonyra, fedje le, és párolja körülbelül 20 percig.

2. Szűrjük át a húslevest egy finom szitán egy nagy tálba. Dobja el a szilárd anyagokat.

3. Tegye vissza a levest az edénybe, és forralja fel. Levesszük a tűzről, és azonnal hozzáadjuk a steakszeleteket.

## 80. Cseresznyeparadicsom és kukoricalé

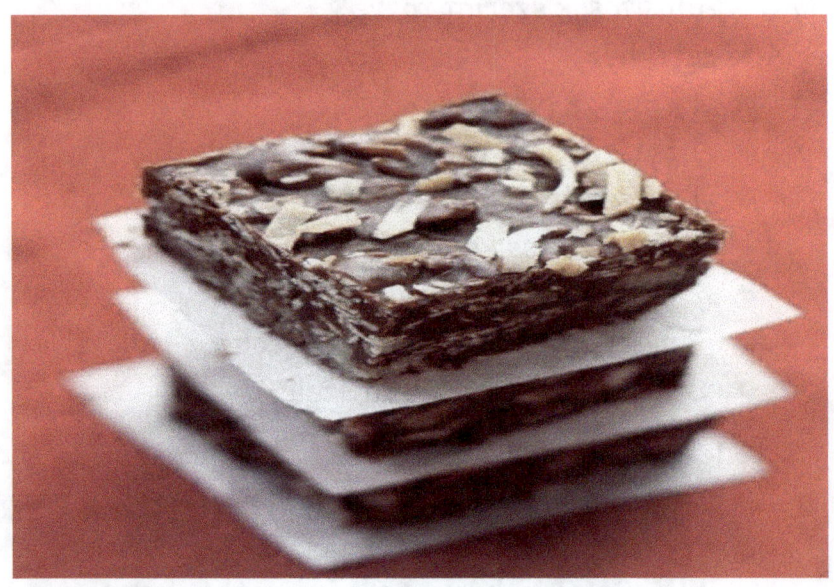

**SZOLGÁLT 4**
- 1 evőkanál olívaolaj
- 1 közepes hagyma, felkockázva
- 2 szár zeller, felkockázva
- 2 gerezd fokhagyma, darálva
- 1 pint kis koktélparadicsom félbevágva
- 2½ csésze fagyasztott kukoricaszem, felolvasztva
- 2 csésze alacsony zsírtartalmú tej
- 1 teáskanál apróra vágott friss kakukkfű
- ¼ teáskanál frissen őrölt bors
- 1 csésze alacsony nátriumtartalmú zöldség- vagy csirkehúsleves

- 3 zöldhagyma vékonyra szeletelve, a díszítéshez
- 2 szelet pulyka szalonna, főzve és morzsolva, díszítéshez (opcionális)

1. Melegítse fel az olajat egy nagy edényben közepesen magas lángon. Adjuk hozzá a hagymát, a zellert és a fokhagymát, és kevergetve főzzük, amíg a hagyma megpuhul, körülbelül 5 percig.

2. Adjuk hozzá a paradicsomot, és főzzük további 2-3 percig, amíg a paradicsom éppen elkezd lebomlani.

3. Tegyen $1\frac{1}{2}$ csésze kukoricát, 1 csésze tejet, kakukkfüvet és borsot egy turmixgépbe vagy konyhai robotgépbe, és dolgozza simára.

4. Tegye át a pürésített keveréket a fazékba, és forralja lassú tűzön.

5. Adja hozzá a maradék 1 csésze kukoricát és 1 csésze tejet az edénybe a húslevessel együtt. Jól keverjük össze, és közepes lángon főzzük körülbelül 5 percig, amíg át nem melegszik.

6. Forrón, zöldhagymával és szalonnával díszítve tálaljuk.

## 81. Vegetáriánus Quinoa Chili

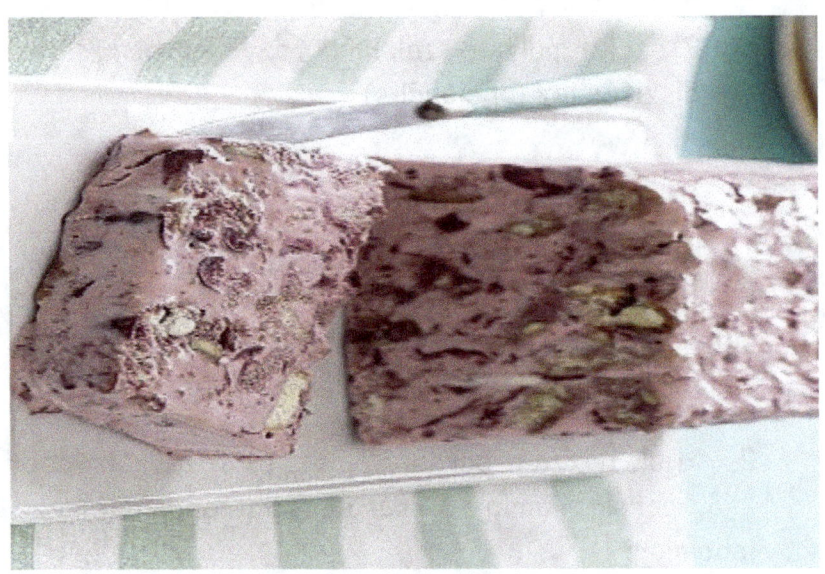

### 6. SZOLGÁLT
- ½ csésze quinoa, leöblítve
- 1 evőkanál olívaolaj
- 1 kisebb hagyma, apróra vágva
- 2 gerezd fokhagyma, darálva
- 2 jalapeño kimagozva és felkockázva
- 1 nagy sárgarépa, kockára vágva
- 2 szár zeller, felkockázva
- 1 sárga vagy narancssárga kaliforniai paprika kimagozva és felkockázva
- 2 evőkanál chili por
- 1 evőkanál őrölt kömény
- 2 (15 uncia) doboz pinto bab, lecsepegtetve és leöblítve

- 1 (28 uncia) doboz só nélküli, kockára vágott paradicsom, lecsepegtetve
- 1 (15 uncia) doboz alacsony nátriumtartalmú paradicsomszósz

1. Főzzük meg a quinoát a csomagoláson található utasítások szerint.

2. Melegítse fel az olajat egy nagy fazékban, közepesen magas lángon. Adjuk hozzá a hagymát és a fokhagymát, és főzzük gyakran kevergetve, amíg a hagyma megpuhul, körülbelül 5 percig.

3. Adjuk hozzá a jalapenót, a sárgarépát, a zellert és a kaliforniai paprikát, és időnként megkeverve főzzük körülbelül 10 percig, amíg a zöldségek megpuhulnak.

4. Keverje hozzá a chiliport és a köményt, és főzze még körülbelül 30 másodpercig.

5. Adja hozzá a babot, a paradicsomot, a paradicsomszószt és a főtt quinoát. Csökkentse a hőt közepesen alacsonyra, fedje le, és párolja körülbelül 30 percig.

6. Forrón, kockára vágott avokádóval, darált lilahagymával, salsával, tejföllel vagy sült tortilla chipsekkel díszítve tálaljuk, ha szükséges.

## 82. Bouillabaisse

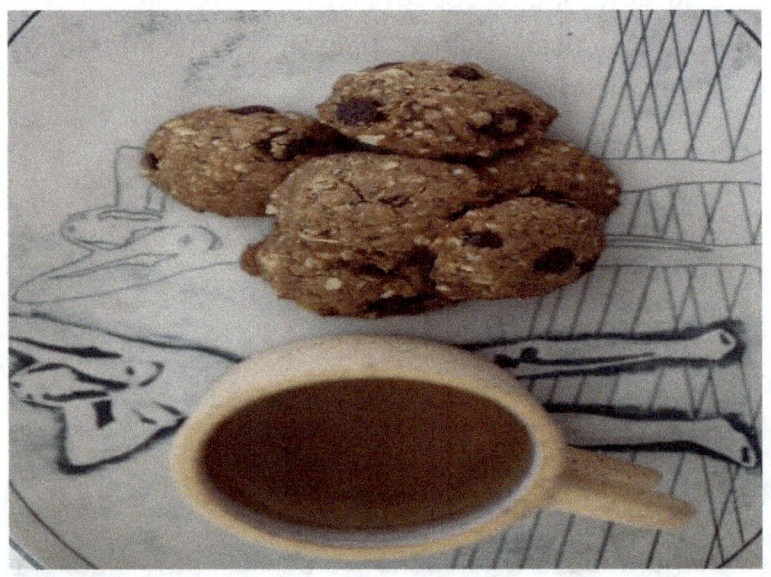

**SZOLGÁLT 4**

**A pörkölthöz:**
- 1 evőkanál extra szűz olívaolaj
- 2 gerezd fokhagyma, darálva
- 1 közepes mogyoróhagyma, felkockázva
- ¾ csésze alacsony nátriumtartalmú hal- vagy csirkeleves
- ¾ csésze száraz fehérbor
- 1 (14 uncia) konzerv só nélküli kockára vágott paradicsom, lecsepegtetve
- 2 teáskanál friss kakukkfű vagy ¾ teáskanál szárított kakukkfű

- 2 teáskanál narancshéj
- 1 teáskanál füstölt paprika
- ½ teáskanál pirospaprika pehely
- ½ teáskanál sáfrányszál, összetörve
- 12 uncia bőr nélküli laposhal filé, 1 hüvelykes darabokra vágva
- ¼ csésze darált friss lapos petrezselyem, díszítéshez

**A pörkölt elkészítéséhez:**

1. Melegítse fel az olajat egy nagy serpenyőben vagy egy holland sütőben közepesen magas lángon. Adjuk hozzá a fokhagymát és a medvehagymát, és kevergetve főzzük, amíg a medvehagyma megpuhul, körülbelül 5 percig.

2. Adjuk hozzá a húslevest és a bort, és pároljuk még 2 percig.

3. Adjuk hozzá a paradicsomot, a kakukkfüvet, a narancshéjat, a füstölt paprikát, a pirospaprika pelyhet és a sáfrányt, és pároljuk még 2 percig.

4. Adja hozzá a halat, fedje le, és párolja tovább, amíg a hal meg nem fő, körülbelül 6 percig.

## 83. Fehér csirke chili

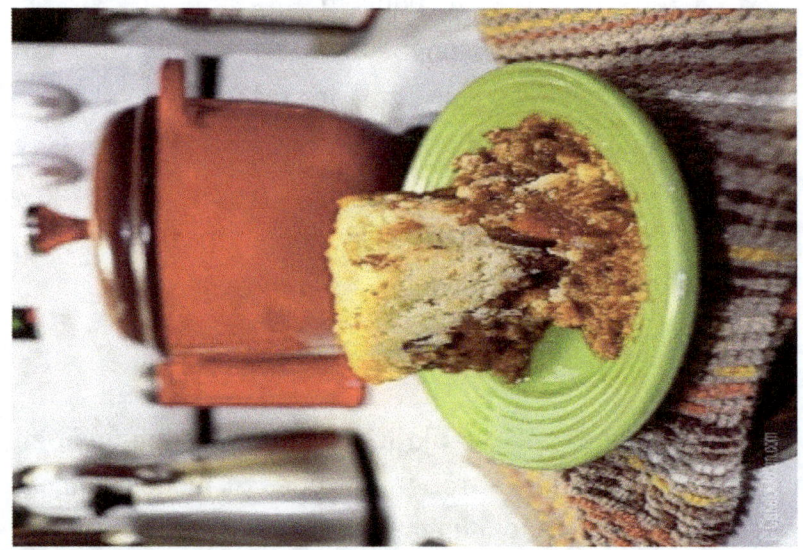

**SZOLGÁLT 4**

- 1 evőkanál repceolaj
- 1 hagyma, apróra vágva
- 3 gerezd fokhagyma, felaprítva
- 1-3 jalapeño kimagozva és felkockázva
- 2 (4 uncia) doboz enyhe kockára vágott zöld chili
- 2 teáskanál őrölt kömény
- 1½ teáskanál őrölt koriander
- 1 teáskanál chili por
- 1 teáskanál szárított oregánó
- ¼-½ teáskanál cayenne bors
- 2 (14 uncia) doboz alacsony nátriumtartalmú csirkehúsleves

- 3 csésze apróra vágott főtt csirkemell
- 3 (15 uncia) doboz fehér bab
- ¼ csésze apróra vágott friss koriander, díszítéshez

1. Melegítse fel az olajat egy nagy edényben közepes lángon. Adjuk hozzá a hagymát és a fokhagymát, és főzzük gyakran kevergetve, amíg a hagyma megpuhul, körülbelül 5 percig.

2. Adja hozzá a jalapeño(ka)t, a zöld chilit, a köményt, a koriandert, a chiliport, az oregánót és a cayenne-t. Főzzük gyakran kevergetve 2-3 percig, amíg a chili el nem kezd puhulni.

3. Adjuk hozzá a húslevest, a csirkét és a babot, és forraljuk fel közepesen magas lángon. Csökkentse a hőt közepesen alacsonyra, és fedő nélkül, időnként megkeverve párolja körülbelül 15 percig.

4. Forrón, korianderrel díszítve tálaljuk.

## 84. Csirke és garnélarák Gumbo

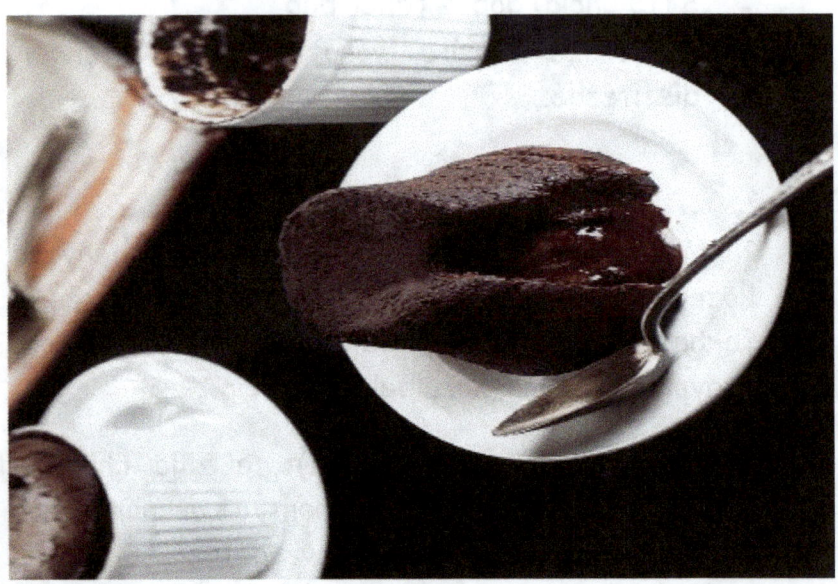

**SZOLGÁLT 4**
- 2 evőkanál repceolaj
- ¼ csésze univerzális liszt
- 1 közepes hagyma, felkockázva
- 1 zöld kaliforniai paprika kimagozva és felkockázva
- 2 szár zeller, felkockázva
- 3 gerezd fokhagyma, felaprítva
- 1 evőkanál darált friss kakukkfű
- ¼-½ teáskanál cayenne bors
- ½ csésze száraz fehérbor
- 1 (14 uncia) doboz só nélküli, kockára vágott paradicsom
- 2 csésze víz

- 1 (10 uncia) csomag fagyasztott szeletelt okra
- 4 uncia füstölt andouille kolbász, kockára vágva
- 1 font közepes garnélarák, meghámozva és kivágva
- 1½ kiló főtt csirkemell, kockára vágva

1. Melegítsük fel az olajat egy nagy serpenyőben vagy holland sütőben közepes-magas lángon. Hozzáadjuk a lisztet, és állandó kevergetés mellett főzzük.

2. Adjuk hozzá a hagymát, a kaliforniai paprikát, a zellert és a fokhagymát, és időnként megkeverve főzzük, amíg a hagyma megpuhul, körülbelül 5 percig.

3. Adjuk hozzá a kakukkfüvet és a cayenne-t, és főzzük még 1 percig. Hozzákeverjük a bort, és időnként megkeverve felforraljuk.

4. Adjuk hozzá a paradicsomot levével, vízzel és okrájával, és pároljuk fedő nélkül körülbelül 15 percig. Adjuk hozzá a kolbászt és a garnélarákot, és pároljuk még körülbelül 5 percig.

5. Keverje hozzá a főtt csirkét, és forralja tovább, időnként megkeverve, amíg a csirke át nem melegszik, és a garnélarák átlátszatlan nem lesz.

## 85. Olasz csirkepörkölt articsókkal

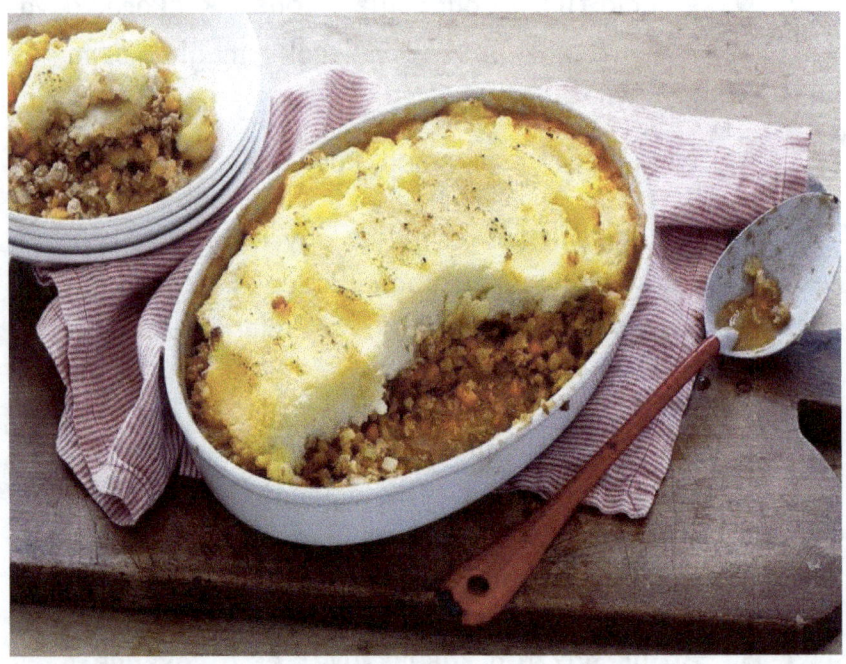

### 6. SZOLGÁLT
- 1½ font csont nélküli, bőr nélküli csirkemell
- 1½ teáskanál frissen őrölt bors
- 2 evőkanál univerzális liszt
- 2 evőkanál olívaolaj
- 2 nagy gerezd fokhagyma, darálva
- 2 teáskanál kapribogyó lecsepegtetve és ledarálva
- 1 citrom héja
- ½ csésze száraz fehérbor
- 1¾ csésze alacsony nátriumtartalmú csirkehúsleves

- 1 font Yukon Gold burgonya
- 1 csomag fagyasztott articsóka szív
- 1 citrom leve
- 1 csésze finomra vágott friss lapos petrezselyem
- ¾ csésze kimagozott közepes zöld olajbogyó, negyedelve

1. Egy nagy tálban fűszerezzük a csirkét a borssal, és a liszttel megszórjuk.

2. Melegítsd fel az olajat egy holland sütőben vagy egy nagy fazékban közepes-magas lángon. Adjuk hozzá a csirkét és főzzük. Csökkentse a hőt közepesre. Adjuk hozzá a fokhagymát, a kapribogyót és a citromhéjat, és keverés közben főzzük körülbelül 30 másodpercig.

3. Adjuk hozzá a bort, és főzzük, kevergetve és a serpenyő aljáról a megpirult darabokat kikaparva körülbelül 2 percig, amíg a folyadék mennyisége a felére csökken.

4. A főtt csirkét a húslevessel és a burgonyával együtt visszatesszük az edénybe. Csökkentse a hőt közepesen alacsonyra, fedje le, és párolja 10 percig.

5. Hozzáadjuk az articsókát, és lefedve főzzük tovább, amíg a burgonya megpuhul, még körülbelül 10 percig. Díszít

## 86. Sertés és almás pörkölt

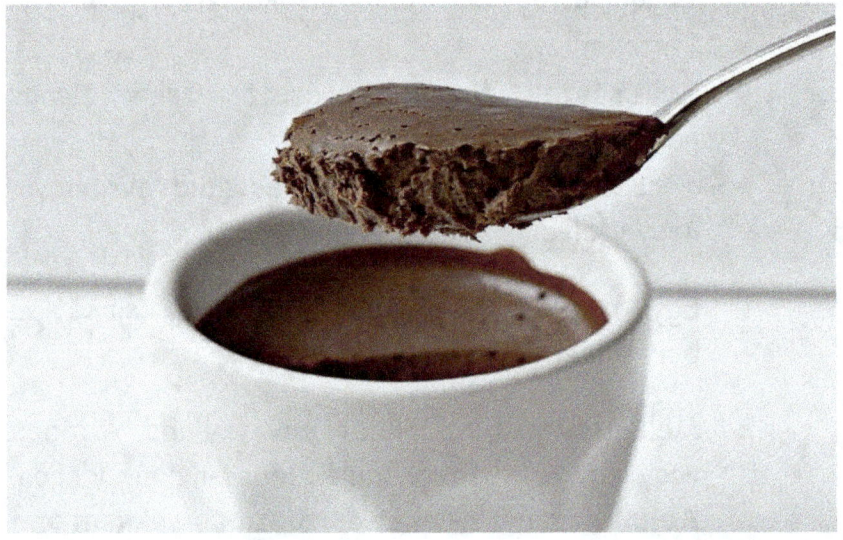

**SZOLGÁLT 4**
- 2 evőkanál repceolaj
- 1 közepes hagyma, felkockázva
- 2 szelet pulyka szalonna
- 1½ font csont nélküli sertéslapocka, vékony csíkokra vágva
- 2 nagy zöld alma, például Granny Smith, hámozatlanul és ¾ hüvelykes kockákra vágva
- ¾ font kis újburgonya
- 1 (16 uncia) csomag aprított zöld káposzta
- 2 csésze alacsony nátriumtartalmú csirkehúsleves
- 1 csésze almalé
- 2 evőkanál dijoni mustár
- ½ teáskanál frissen őrölt bors

- 1 evőkanál fehérborecet
- 1 evőkanál friss kakukkfű levél, díszítéshez

1. Melegítse fel az olajat egy holland sütőben vagy egy nagy serpenyőben közepesen magas lángon. Hozzáadjuk a hagymát és a szalonnát, és kevergetve addig főzzük, amíg a hagyma meg nem puhul, és a szalonna barnulni kezd, körülbelül 5 percig.

2. Adjuk hozzá a sertéshúst, és időnként megkeverve főzzük, amíg a hús minden oldala megpirul, körülbelül 5 percig. Tegye át a keveréket egy tálba.

3. Adjuk hozzá az almát, a burgonyát, a káposztát, a húslevest, az almalevet, a mustárt és a borsot az edénybe, és forraljuk fel. Csökkentse a hőt közepesen alacsonyra, és keverje hozzá a sertéshúst, a hagymát, a szalonnát és az ecetet. Pároljuk fedő nélkül körülbelül 15 percig.

4. Forrón, kakukkfűvel díszítve tálaljuk.

## 87. Mexikói sertéspörkölt paradicsommal

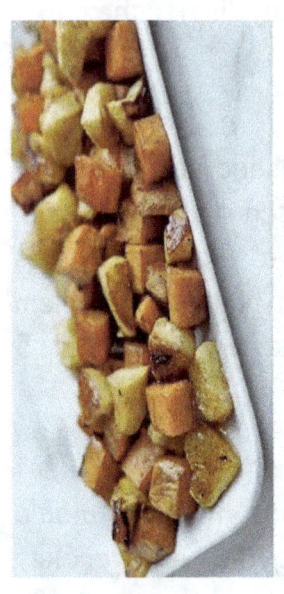
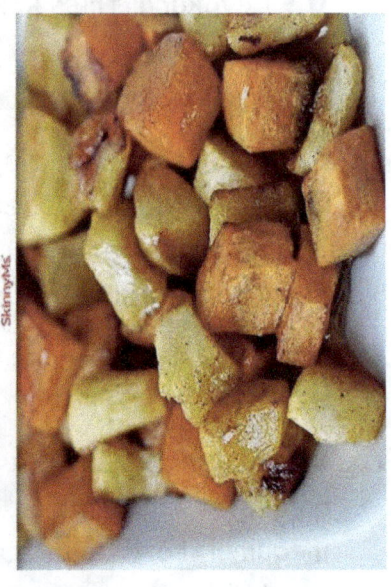

### 6. SZOLGÁLT

- 1 evőkanál repceolaj
- 1½ font sertés szűzpecsenye, 1 hüvelykes kockákra vágva
- ½ teáskanál frissen őrölt bors
- 2 közepes hagyma, felkockázva
- 4 gerezd fokhagyma, felaprítva
- 2 jalapeño kimagozva és felkockázva
- 2 teáskanál őrölt kömény
- 2 teáskanál chili por
- 1 teáskanál szárított oregánó
- 1 doboz tomatillo, lecsepegtetve és felkockázva
- 1 doboz só nélküli, kockára vágott paradicsom, lecsepegtetve

- 1½ csésze sötét mexikói sör
- 1½ csésze friss narancslé
- 1 doboz fekete bab, lecsepegtetve és leöblítve
- ½ csésze apróra vágott friss korianderlevél
- 1 lime leve

1. Melegítsd fel az olajat egy holland sütőben vagy egy nagy fazékban közepes-magas lángon. A sertéshúst megszórjuk a borssal, és beletesszük a fazékba.

2. Adjuk hozzá a hagymát és a fokhagymát a serpenyőbe, és főzzük gyakran kevergetve, amíg a hagyma megpuhul, körülbelül 5 percig.

3. Adjuk hozzá a jalapenót, a köményt, a chiliport és az oregánót, és keverés közben főzzük még 1 percig.

4. Adjuk hozzá a tomatillót, a paradicsomot, a sört és a narancslevet, és forraljuk fel. Csökkentse a hőt alacsonyra, és fedő nélkül párolja körülbelül 10 percig.

5. Tegyük vissza a sertéshúst az edénybe, és pároljuk lefedve körülbelül 2 órán keresztül, amíg a sertéshús nagyon megpuhul. Adjuk hozzá a babot és a koriandert

6. Közvetlenül tálalás előtt keverjük hozzá a lime levét. Forrón, további korianderrel díszítve tálaljuk.

## 88. Marhahús és vaskos pörkölt

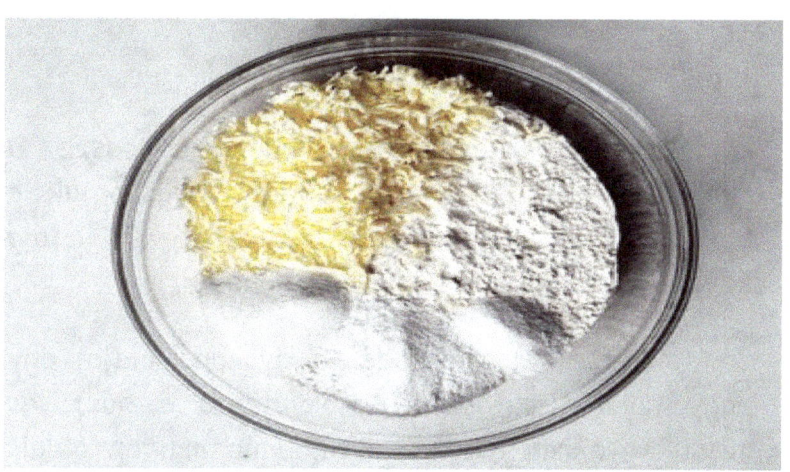

### 6. SZOLGÁLT

- 1½ font sovány pörkölt marhahús, vágva és 1 hüvelykes kockákra vágva
- 3 evőkanál olívaolaj
- ½ teáskanál frissen őrölt bors
- 2 evőkanál univerzális liszt
- 2 nagy hagyma, felkockázva
- 2 gerezd fokhagyma, darálva
- 2 evőkanál paradicsompüré
- 1 csésze vaskos sör
- 1 csésze alacsony nátriumtartalmú marhahúsleves
- 2 nagy sárgarépa, szeletelve
- 2 teáskanál apróra vágott friss kakukkfű
- ¼ csésze darált friss lapos petrezselyem, díszítéshez

1. Melegítse elő a sütőt 325°F-ra.

2. Egy nagy keverőtálban keverje össze a marhahúst és 1 evőkanál olajat. Megszórjuk a borssal, majd hozzáadjuk a lisztet, és addig keverjük, amíg a hús jól be nem vonódik.

3. Melegítse fel a maradék 2 evőkanál olajat egy nagy holland sütőben. Adjuk hozzá a húst, és süssük gyakran megforgatva, amíg minden oldala megpirul.

4. Adjuk hozzá a hagymát, a fokhagymát és a paradicsompürét, és főzzük gyakran kevergetve 2-3 percig.

5. Adjunk hozzá ½ csésze stoutot az edényhez, hogy kikristályosodjon; keverjük meg és kaparjuk fel a megpirult darabokat a serpenyő aljáról, miközben forraljuk. Adjuk hozzá a maradék ½ csésze stoutot a húslevessel, a sárgarépával és a kakukkfűvel együtt.

6. Fedjük le és süssük a sütőben 2-3 órán át, amíg a hús nagyon megpuhul.

7. Tálaljuk forrón, petrezselyemmel díszítve, vagy burgonyapürére, ha szükséges.

# 89. Kínai stílusú marhahús és zöldség forró edény

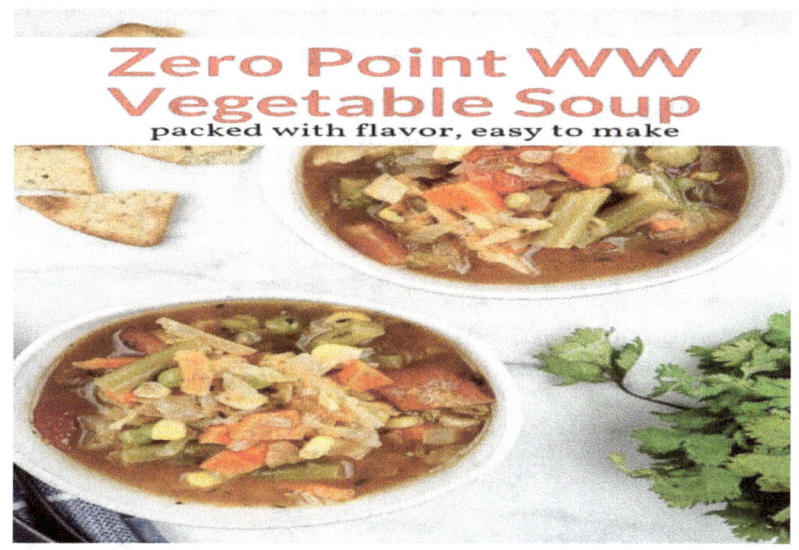

## 6. SZOLGÁLT

- 1 evőkanál repceolaj
- 1½ kiló sovány marhapörkölt hús
- 2 közepes medvehagyma felkockázva
- 2 evőkanál darált hámozott friss gyömbér
- 4 gerezd fokhagyma, felaprítva
- 1 csésze alacsony nátriumtartalmú marhahúsleves
- 2¾ csésze víz
- 3 evőkanál száraz sherry
- 2 evőkanál alacsony nátriumtartalmú szójaszósz
- 1 evőkanál barna cukor
- 2 teáskanál chili paszta
- 2 fahéj rúd

- 1 csillagánizs hüvely
- 2 nagy sárgarépa, szeletelve
- 1 nagy fehérrépa kockára vágva
- 1 nagy burgonya, meghámozva és felkockázva
- 8 csésze spenót
- 3 zöldhagyma vékonyra szeletelve, a díszítéshez

1. Melegítsd fel az olajat egy holland sütőben vagy egy nagy fazékban közepes-magas lángon. Adjuk hozzá a marhahúst, és süssük gyakran forgatva, amíg minden oldala megpirul.

2. Adjuk hozzá a medvehagymát, a gyömbért és a fokhagymát egy fazékba, és kevergetve főzzük, amíg a medvehagyma meg nem puhul, körülbelül 3 percig. Adjuk hozzá a húslevest

3. Tegye vissza a főtt marhahúst a serpenyőbe a vízzel, a borral, a szójaszósszal, a cukorral, a chili pasztával, a fahéjrudakkal és a csillagánizssal együtt.

4. Hozzáadjuk a sárgarépát, a fehérrépát és a burgonyát, és tovább pároljuk.

5. Adjuk hozzá a spenótot, és főzzük lefedve, amíg a spenót megfonnyad, körülbelül 3 percig.

## 90. Marokkói fűszeres bárány Tagine

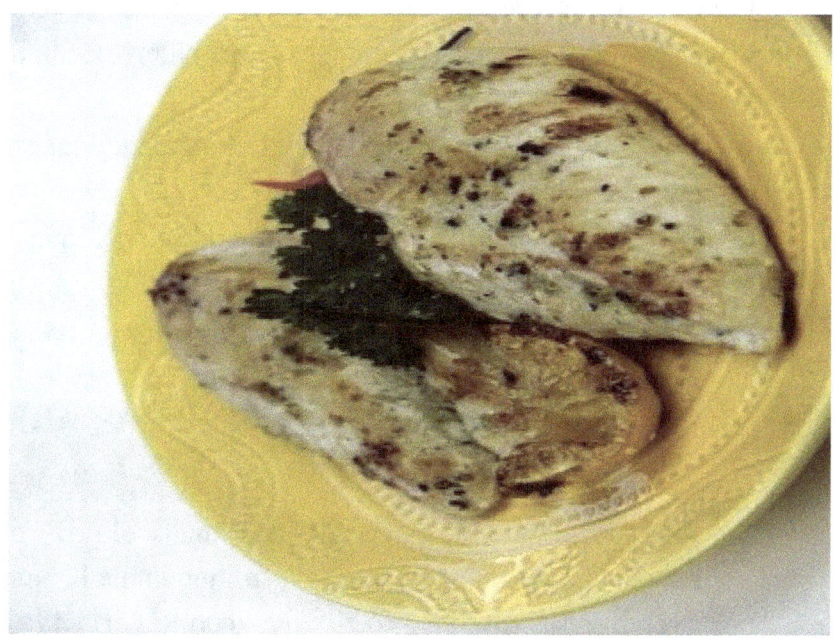

**SZOLGÁLT 4**
- 2 evőkanál olívaolaj
- 1½ font bárány steak
- ½ teáskanál frissen őrölt bors
- 4 sárgarépa, meghámozva és 3 hüvelykes rudakra vágva
- 1 közepes vöröshagyma, vékonyra szeletelve
- 3 gerezd fokhagyma, felaprítva
- 1 evőkanál darált hámozott friss gyömbér
- 1 evőkanál univerzális liszt
- ½ csésze száraz fehérbor
- Fűszerek

- ¼ teáskanál őrölt szegfűszeg
- Csipet sáfrány
- 1 (14 uncia) doboz alacsony nátriumtartalmú csirkehúsleves
- 1 (14 uncia) doboz só nélküli, kockára vágott paradicsom
- 1 csésze zöldbab, 2 hüvelykes darabokra vágva
- 1 citrom leve
- ¼ csésze darált friss lapos petrezselyem

1. Főzzük a bárányt, gyakran forgatva, amíg a bárány megpirul.

2. Adjuk hozzá a maradék evőkanál olajat a sárgarépával, hagymával, fokhagymával és gyömbérrel együtt. Főzzük gyakran kevergetve, amíg a hagyma el nem kezd puhulni, körülbelül 5 percig. Adjuk hozzá a lisztet.

3. Keverjük hozzá a bort, és főzzük úgy, hogy a serpenyő aljáról kikaparjuk a barna darabokat, körülbelül 3 percig.

4. Adjuk hozzá a fűszereket; paprikát, fahéjat, koriandert, köményt, kurkumát, cayenne-t, szegfűszeget és sáfrányt, és kevergetve főzzük még 1 percig.

5. Keverje hozzá a főtt bárányhúst a húslevessel, a paradicsommal és a zöldbabbal. Pároljuk, amíg a zöldségek megpuhulnak, 8-10 percig.

# KÖRETEK

## 91. Citromborsó retekkel

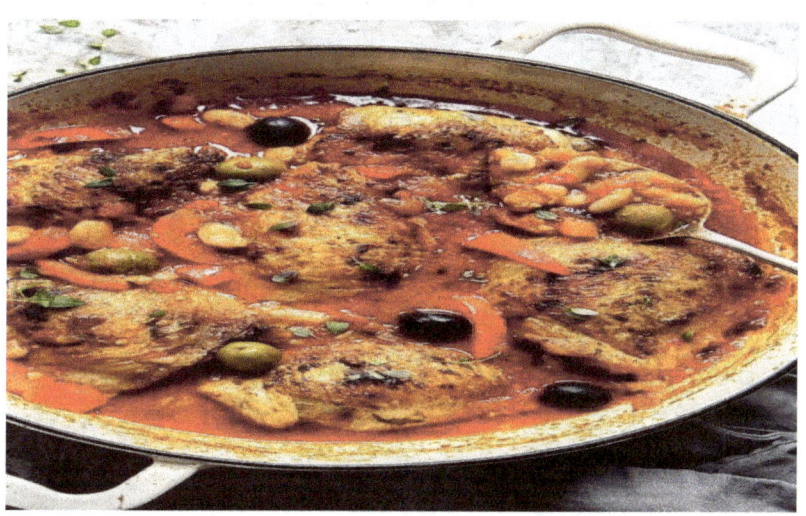

**SZOLGÁLT 4**
- 1 font cukorborsó, vágva
- 1 teáskanál citromhéj
- 2 evőkanál friss citromlé
- 1 evőkanál olívaolaj
- 1 teáskanál dijoni mustár
- ¾ teáskanál cukor
- ½ teáskanál frissen őrölt bors
- 1 medvehagyma, darálva
- 4 retek vékonyra szeletelve

1. Tölts meg egy nagy tálat jeges vízzel.

2. Forraljon fel egy nagy fazék vizet. Hozzáadjuk a borsót, és körülbelül 30 másodpercig blansírozzuk, amíg megpuhul. A borsót a forrásban lévő vízből a jeges vízbe tegyük át lyukas kanállal, hogy ne főjenek meg.

3. Egy közepes tálban keverje össze a citromhéjat, a citromlevet, az olajat, a mustárt, a cukrot, a borsot és a medvehagymát, amíg jól össze nem áll.

4. A borsót lecsepegtetjük, és az öntettel együtt a retekkel együtt a tálba tesszük. Dobd fel, hogy jól bevonódjon. Azonnal tálaljuk.

## 92. Fokhagymás kelkáposzta pirospaprikával

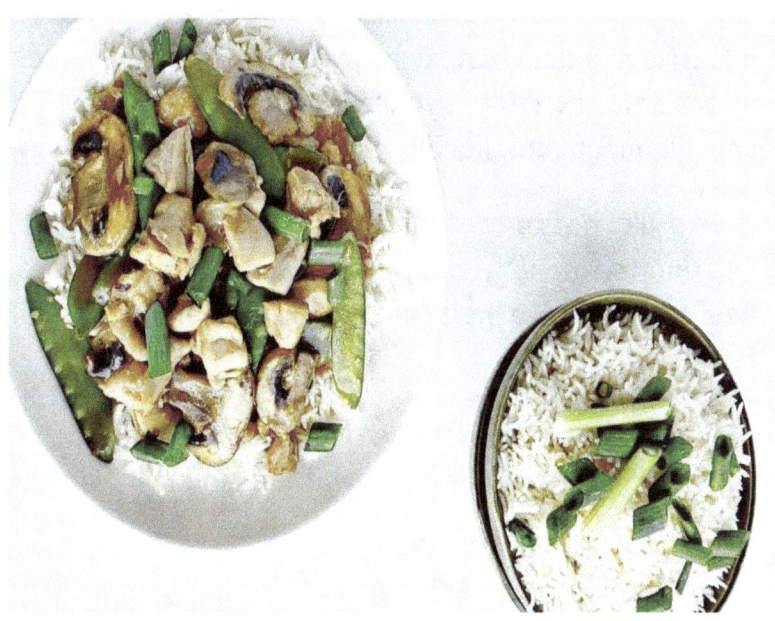

**SZOLGÁLT 4**

- 2 teáskanál olívaolaj
- 2 piros kaliforniai paprika kimagozva és felszeletelve
- 1 jalapeño kimagozva és felkockázva
- 1 gerezd fokhagyma, felaprítva
- ¼ teáskanál frissen őrölt bors
- 1 kiló kelkáposzta, szárát eltávolítva és leveleit széles szalagokra vágva
- ½ csésze alacsony nátriumtartalmú zöldségleves
- 1 evőkanál friss citromlé

1. Melegítse fel az olajat egy nagy, nehéz serpenyőben közepesen magas lángon. Adjuk hozzá a kaliforniai paprikát, a jalapenót, a fokhagymát és a borsot. Főzzük gyakran kevergetve, amíg a paprika megpuhul, körülbelül 3 percig.

2. Adjuk hozzá a kelkáposztát és a húslevest. Csökkentse a hőt közepesen alacsonyra, fedje le, és főzze, amíg a kelkáposzta megpuhul, körülbelül 10 percig.

3. Vegye le a fedőt, növelje a hőt közepesre, és főzze, amíg a folyadék túlnyomórészt elpárolog, 2-3 percig.

4. Közvetlenül tálalás előtt keverjük hozzá a citromlevet. Azonnal tálaljuk.

## 93. Szezámmagos-gyömbéres brokkoli

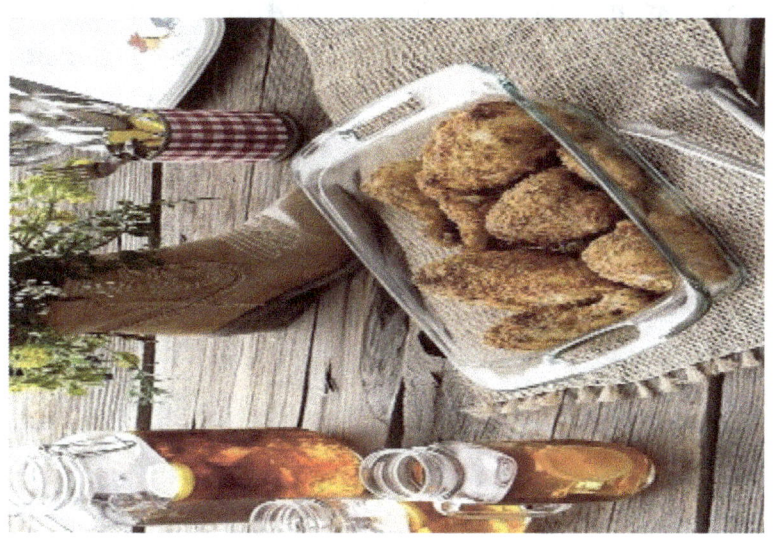

**SZOLGÁLT 4**

- ½ csésze alacsony nátriumtartalmú zöldségleves
- 1 evőkanál alacsony nátriumtartalmú szójaszósz
- 1 evőkanál szezámolaj
- 1 evőkanál repceolaj
- 2 gerezd fokhagyma, darálva
- 1 evőkanál darált hámozott friss gyömbér
- 1 kiló brokkoli rózsa, falatnyi darabokra vágva
- 1 evőkanál pirított szezámmag

1. Egy kis tálban keverje össze a húslevest, a szójaszószt és a szezámolajat.

2. Melegítse fel a repceolajat egy serpenyőben közepesen magas lángon. Adjuk hozzá a fokhagymát és a gyömbért, és pirítsuk 1 percig. Adjuk hozzá a brokkolit és keverjük össze.

3. Keverje hozzá a szószos keveréket, és forralja fel. Csökkentse a hőt alacsonyra, fedje le, és főzze, amíg a brokkoli ropogós-puha lesz, körülbelül 3 percig. Egy lyukas kanál segítségével tegyük át a brokkolit egy tálba.

4. Forraljuk tovább a szószt, amíg pár evőkanálnyira nem csökken. Tegye vissza a brokkolit a serpenyőbe, és öntse fel a szósszal, hogy bevonja.

5. Tegyük vissza a brokkolit a tálba, szórjuk meg szezámmaggal, és azonnal tálaljuk.

## 94. Zöldbab Gorgonzolával

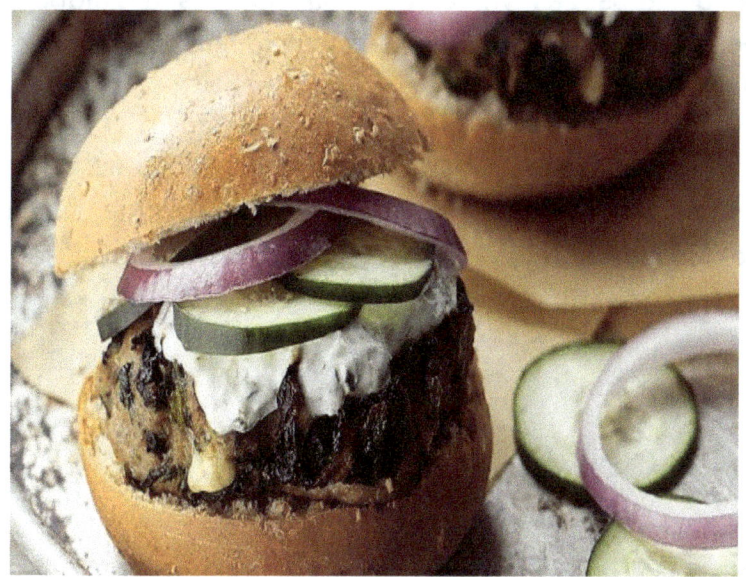

**SZOLGÁLT 4**

- 1 kiló zöldbab, vágva
- ¼ csésze víz
- 1 evőkanál olívaolaj
- ¼ teáskanál frissen őrölt bors
- ⅓ csésze morzsolt Gorgonzola vagy más kéksajt
- ⅓ csésze apróra vágott pekándió, pirított

1. Tegye a zöldbabot egy nagy serpenyőbe a vízzel és az olajjal együtt, és forralja fel közepesen magas lángon. Fedjük le a serpenyőt, mérsékeljük a hőt közepesre, és pároljuk körülbelül 3 percig, amíg a zöldbab ropogós puhára nem válik.

2. Vegye le a fedőt, és főzze tovább a zöldbabot, amíg az összes víz el nem párolog, és a zöldbab hólyagosodni kezd, még 3-4 percig. Adjuk hozzá a borsot és forgassuk össze.

3. Helyezze a zöldbabot egy nagy tálba, és adja hozzá a Gorgonzola sajtot, és addig keverje, amíg jól össze nem áll. Megszórjuk a pekándióval, és azonnal tálaljuk.

## 95. Írós burgonyapüré

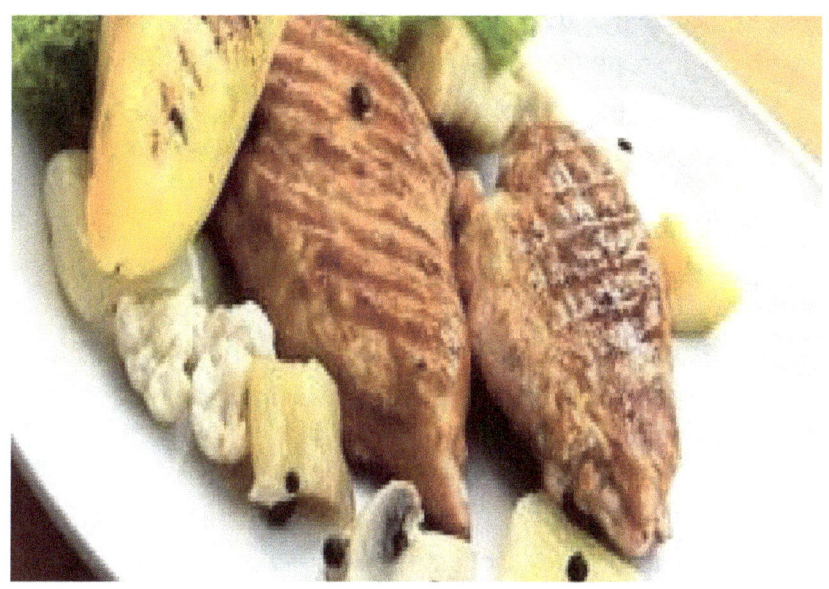

**SZOLGÁLT 4**
- 2 font burgonya, például Yukon Gold, meghámozva és kockákra vágva
- 4 gerezd fokhagyma
- 2 evőkanál sótlan vaj
- ¾ csésze alacsony nátriumtartalmú csirkehúsleves, melegítve
- 2 evőkanál zsírmentes író
- 1 evőkanál apróra vágott metélőhagyma
- Frissen őrölt bors

1. Helyezze a burgonyát és a fokhagymát egy nagy fazékba, és fedje le körülbelül 3 hüvelyk vízzel. Közepes-magas lángon felforraljuk. Csökkentse a hőt közepesre, és lefedve főzzük körülbelül 10 percig, amíg a burgonya megpuhul. A burgonyát lecsepegtetjük és visszatesszük az edénybe.

2. A burgonyát és a fokhagymát burgonyanyomóval pépesítjük. Adjuk hozzá a vajat.

3. Keverjen hozzá ½ csésze forró húslevest. Ha a keverék túl sűrű, adjuk hozzá a maradék ¼ csésze húslevest.

4. Adjuk hozzá az írót és a metélőhagymát, fűszerezzük a borssal, és keverjük jól össze. Azonnal tálaljuk.

## 96. Rozmaring édesburgonya

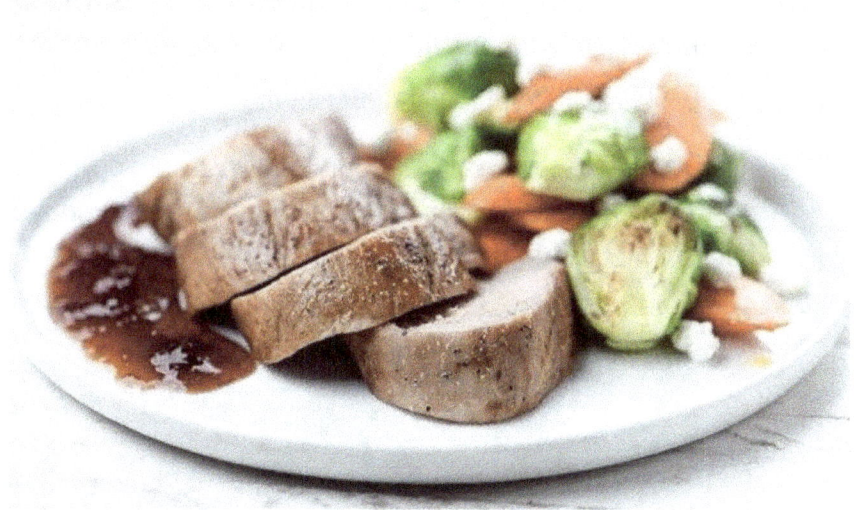

**SZOLGÁLT 4**

- 2 font édesburgonya, 3 x ¼ hüvelykes rudakra vágva
- 2 evőkanál olívaolaj
- ½ teáskanál frissen őrölt bors
- 2 evőkanál juharszirup
- 1 evőkanál darált friss rozmaring

1. Melegítse elő a sütőt 375°F-ra.

2. Egy nagy tepsiben dobd meg az édesburgonyát az olívaolajjal. Egy rétegben szétterítjük és

megszórjuk borssal. Az édesburgonyát 30 percig sütjük a sütőben.

3. Az édesburgonyát kivesszük a sütőből, meglocsoljuk juharsziruppal, a tetejére pedig rozmaringot szórunk.

4. Tegye vissza az édesburgonyát a sütőbe, és süsse további 15 percig, amíg az édesburgonya nagyon megpuhul. Azonnal tálaljuk.

## 97. Barna rizs pilaf gyógynövényekkel

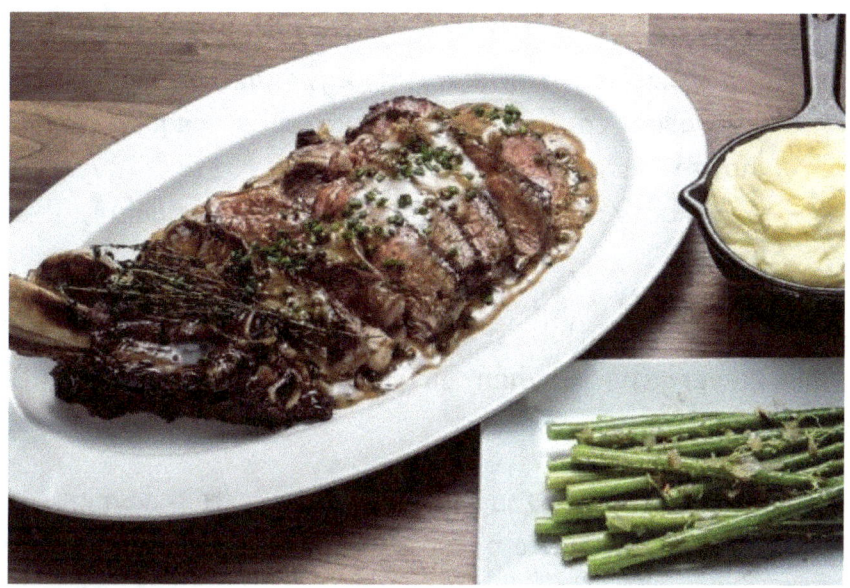

**SZOLGÁLT 4**

- 1 evőkanál sótlan vaj
- 1 medvehagyma, apróra vágva
- 1 csésze hosszú szemű barna rizs
- 1 (2 hüvelykes) csík citromhéj
- 2½ csésze alacsony nátriumtartalmú zöldségleves, felmelegítve
- 1 gerezd fokhagyma, összetörve
- 2 szál friss kakukkfű
- ½ teáskanál frissen őrölt bors
- ¼ csésze szeletelt mandula
- 3 evőkanál apróra vágott friss lapos petrezselyem

- 3 zöldhagyma, vékonyra szeletelve

1. Melegítse fel a vajat egy közepes lábosban, szorosan záródó fedővel, közepes lángon. Adjuk hozzá a medvehagymát, és főzzük gyakran kevergetve, amíg a medvehagyma megpuhul, 2-3 percig.

2. Hozzáadjuk a rizst és a citromhéjat, és kevergetve enyhén pirulásig főzzük, körülbelül 2 percig.

3. Keverje hozzá a húslevest, a fokhagymát, a kakukkfüvet és a borsot, és forralja fel.

4. Csökkentse a hőt alacsonyra, fedje le, és párolja 45 percig, vagy amíg az összes folyadék felszívódik.

5. Távolítsa el a citrom héját, a kakukkfű ágait és a fokhagymagerezdeket. Keverje hozzá a mandulát, a petrezselymet és a zöldhagymát. Azonnal tálaljuk.

## 98. Sült polenta svájci mángollal

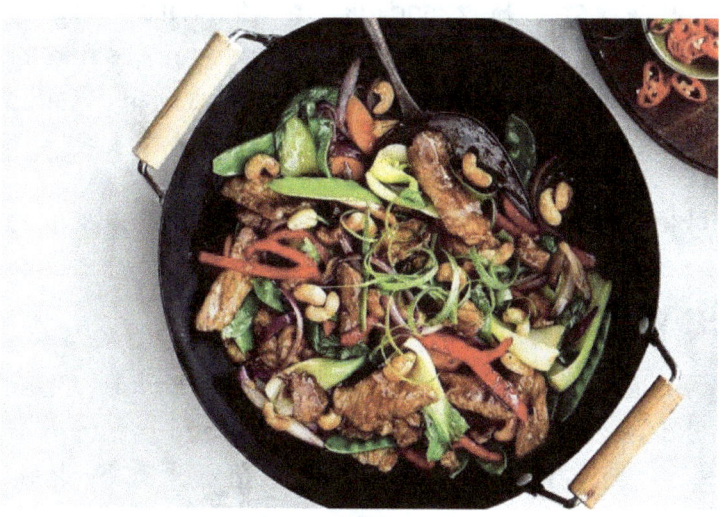

8

- Főző spray
- 1-1,5 csésze alacsony nátriumtartalmú zöldségleves
- 1 (18 uncia) tubus elkészített polenta, felkockázva
- ¾ csésze (2 uncia) reszelt parmezán sajt
- 1 tojás, enyhén felverve
- 1 evőkanál olívaolaj
- 1 kis hagyma, felkockázva
- 4 gerezd fokhagyma, felaprítva
- 1 nagy csokor svájci mángold
- 2 csésze víz, szükség szerint még több
- 1 teáskanál pirospaprika pehely

1. Egy közepes lábosban forraljunk fel 1 csésze húslevest. Hozzáadjuk a kockára vágott polentát, és fakanállal pépesítjük, szükség szerint adjunk hozzá még húslevest, hogy sima állagot kapjunk.

2. Ha a polenta sima és átforrósodott, vegye le a serpenyőt a tűzről, és keverjen bele $\frac{1}{2}$ csésze sajtot és a tojást.

3. Melegítsük fel az olajat egy nagy serpenyőben közepes-magas lángon. Adjuk hozzá a hagymát és a fokhagymát, és főzzük gyakran kevergetve, amíg a hagyma megpuhul, körülbelül 5 percig.

4. Adjuk hozzá a mángoldot $\frac{1}{2}$ csésze vízzel és főzzük, időnként megkeverve, amíg a mángold megfonnyad, körülbelül 3 percig. Belekeverjük a pirospaprika pelyhet.

5. Az előkészített tepsibe terítjük a polenta felét. Ezután adjuk hozzá a mángoldot, és terítsük szét, hogy ellepje a polentát. A tetejére kenjük a maradék polentát, és megszórjuk a maradék $\frac{1}{4}$ csésze sajttal.

6. Süssük a polentát a sütőben körülbelül 20 percig, amíg buborékos nem lesz.

## 99. Teljes kiőrlésű kuszkusz sárgarépával

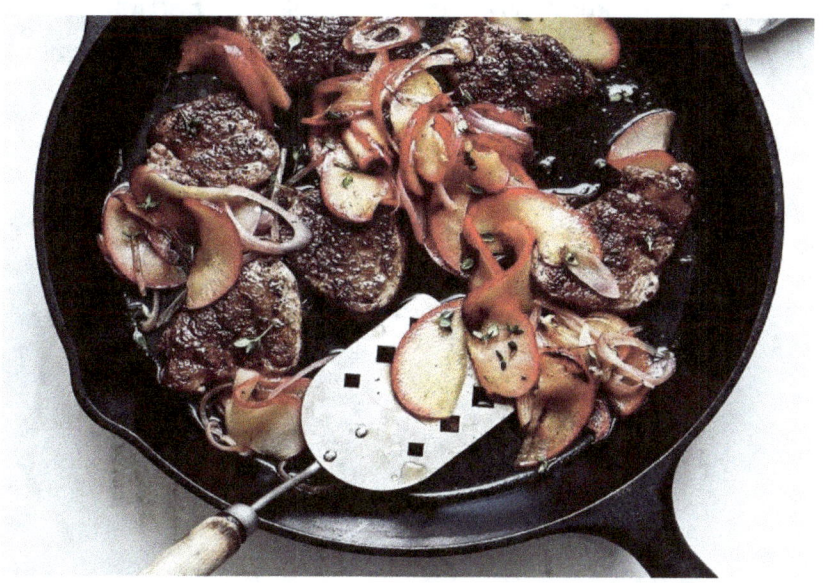

8

- 4 csésze alacsony nátriumtartalmú zöldségleves
- 2 közepes sárgarépa apróra vágva
- 2½ csésze teljes kiőrlésű kuszkusz
- 1½ csésze mazsola
- 1 csésze reszelt mandula, pirítva
- 4 zöldhagyma, apróra vágva
- 2 evőkanál sótlan vaj, szobahőmérsékleten

1. Egy nagy serpenyőben forraljuk fel a húslevest. Csökkentse a hőt közepesre, adjuk hozzá a sárgarépát, és pároljuk, amíg a sárgarépa megpuhul, körülbelül 5 percig.

2. Vegyük le a serpenyőt a tűzről, és keverjük hozzá a kuszkuszt és a mazsolát. Fedjük le és hagyjuk állni 15 percig, amíg a kuszkusz megpuhul és a folyadék felszívódik.

3. Keverje hozzá a mandulát, a zöldhagymát és a vajat. Azonnal tálaljuk.

## 100. Quinoa gombával

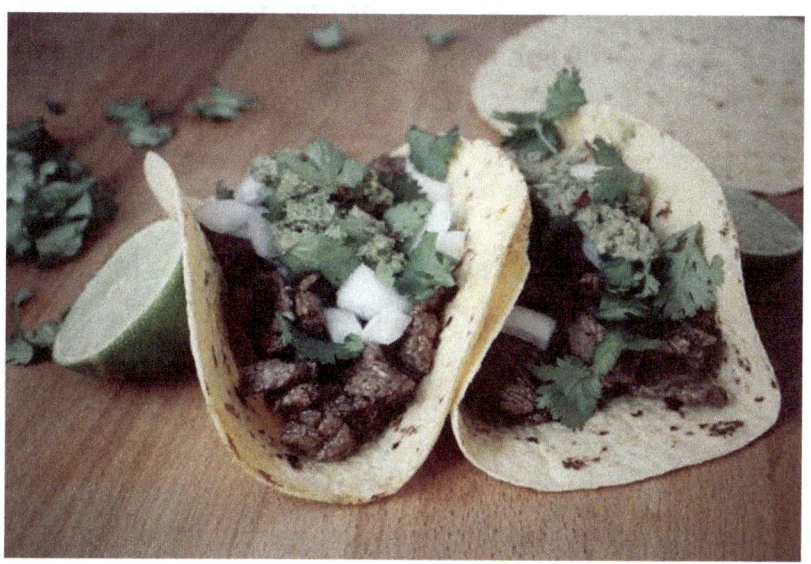

**SZOLGÁLT 4**
- 1¼ csésze alacsony nátriumtartalmú csirke- vagy zöldségleves
- 1 csésze quinoa, leöblítve
- 1 evőkanál olívaolaj
- 2 közepes sárga hagyma, vékonyra szeletelve
- ½ font cremini vagy gomba, szeletelve
- ¼ teáskanál frissen őrölt bors
- ¼ csésze darált friss lapos petrezselyem, díszítéshez

1. Egy közepes serpenyőben forraljuk fel a húslevest közepesen magas lángon. Csökkentse a hőt alacsonyra, és adja hozzá a quinoát. Főzzük lefedve körülbelül 15 percig, amíg a quinoa megpuhul és a folyadék felszívódik. Vegyük le a tűzről.

2. Melegítse fel az olajat egy nagy, nehéz serpenyőben közepes lángon. Adjuk hozzá a hagymát, és főzzük gyakran kevergetve, amíg a hagyma nagyon puha és karamellizálódik, körülbelül 30 percig. Csökkentse a hőt közepesen alacsonyra, ha úgy tűnik, hogy a hagyma túl gyorsan sül. Adhatunk hozzá egy kis vizet is, hogy a hagyma ne égjen le vagy ragadjon hozzá a serpenyőhöz.

3. Adjuk hozzá a gombát, borsozzuk, és emeljük a hőt közepesen magasra. Kevergetve főzzük, amíg a gomba megpuhul, körülbelül 5 percig.

4. A főtt quinoát a hagymás keverékhez keverjük, és kevergetve addig főzzük, amíg át nem melegszik. Azonnal tálaljuk, petrezselyemmel díszítve.

# KÖVETKEZTETÉS

Alacsony nátriumtartalmú diéta esetén a magas nátriumtartalmú ételeket korlátozni kell vagy teljesen el kell kerülni, hogy a nátriumbevitel az ajánlott szint alatt maradjon.

Miért írnak elő alacsony nátriumtartalmú étrendet? kutatások azt mutatják, hogy a nátrium korlátozása segíthet bizonyos egészségügyi állapotok szabályozásában vagy javításában, mint például:

- Vesebetegség
- Magas vérnyomás
- Szívbetegség

www.ingramcontent.com/pod-product-compliance
Lightning Source LLC
Chambersburg PA
CBHW050352120526
44590CB00015B/1667